KB057449

침뜸에 의한

坐骨 神經痛 治療祕法

編著 朴鐘甲

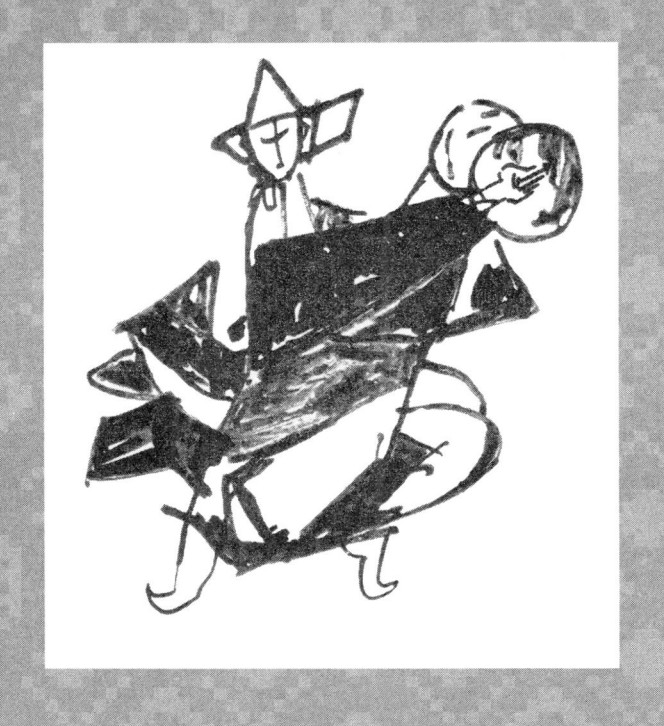

법문 북스

머 리 말

한사람의 병자를 눈앞에 두고, 그의 병고를 제기해 준다는것은 쉬운 일이 아니다. 그보다도 더욱 곤란한 문제는 침구치료에 의해 증상이 회복됐을 경우, 그것이 치료효과에 의한것인지 혹은 암시효과(暗示效果)나 자연치료에 의한것인지를 확인하는 일이다.

나는 關西針灸學院(山本新格院長)의 4학년생일때, 駒井一雄박사가, "제군은 침구치료에 의해 질병이 얼마만큼 낫는가를 확인하지 않으면 않된다"고 강의하신 말씀을 인상깊게 기억하고 있었다.

그후 치료학에 대해서 板倉 武박사로부터, "침구의 연구는 치료상의 事實關係를 인정하고, 과학의 段階로 발전시키는것이 第一이고, 奏効機序의 解明은 그다음 과제이다"라는 主旨의 훈도를 받아 치료효과의 확인이야말로 임상가(臨床家)에 지어진 임무라는것을 마음에 새기게 되었다.

내가 치료소를 개설하고, 자주 만나게된 질환은 신경통이였다. 이와 같이 신경통 환자가 침구치료를 요망한다는것은, 이런 종류의 병에 침구가 잘 듣는다는것을 대중이 경험하고 있기때문일것이다.

하나, 신경통에 대한 임상적 효과를 치료학이라는 관점에서 질문을 받았을때 우리들은 그 유효성을 실증할 자료를 갖고 있다고 할수 있겠는가. 침구치료의 임상에 관계하는 사람들은 제나름데로는 확실한 유효 방법을 실천하고는 있을것이다. 그러나 그 신뢰성(信賴性)에 대해 새로운 과학의 입장에서 반성해 본다면, 그런일은 임상경험을 直觀的으로 評價한것이지 개인적인 信念의 범위를 벗어나지는 못한것으로 생각한다.

나는 제2차대전이 끝나고 얼마 안됐을 무렵, 次髎穴이 좌골신경통의 증상을 악화시킨 症例를 경험했다. 그래서 그 眞僞에 관해서 연구를 해 가는 가운데, 차례차례로 검토를 요하는 과제에 흥미를 느껴 좌골신경통에 대해서 그후 긴세월의 임상관찰을 계속해 왔다.

침구의 임상적 연구는 經穴의 組合에 의한 作用과 이것에 應用할 手技를 어하히 하는가가 가장 중요한 문제이다.

　따라서, 研究症例의 대반은 이 유효성 증명에 노력을 쏟았지만 개인의 임상으로 그 영향을 확인한다는것은 용이한 일이 아니였다.

　그렇다하더라도 치료점과 手技에 대한 유효한 방법을 통계적 수법에 의해 파악할수 있었던것은 다행한 일이였다.

　또, 이 症候群을 몇가지 病型으로 나누는것을 試驗했었는데, 그것이 豫後判定을 위해 有用한 방법이였다는것은 豫想조차 못했던 큰 收獲이였다.

　더우기 鎭痛機序에 대해서도 약간의 지식을 얻을수가 있어, 이것도 나에게 있어서는 크나큰 기쁨이 되였다.

　그러나 과거의 연구를 반성해볼때, 많이 마음에 차지않는 점을 발견하게 된다. 그것은 오늘날의 있어서와 같이 연구의 과학적 방법론이 확립 돼 있지 않었었다는 時代的 制約과 硏究가 經營과 共存하고 있다는 社會的 條件이 함께 얼려, 나의 淺學과 노력의 부족이 가해진 때문이다. 이러한 점에 대해서 諸賢의 높은 비판과 지도를 받을수 있었으면 幸甚이겠다.

著　者

序

　좌골신경통은 신경통 가운데에서도 가장 빈도가 높고, 노인뿐 아니라 오히려 청장년까지에도 스머드는것이 특징으로서 더구나 재발이 많은 매우 귀찮은 병인 것이다. 직접 생명을 위협하는 위험은 적지마는 일상 생활에 고통을 주고, 노동력을 감퇴시키는 점에서 주목 할만한 질환이다.

　그레서 본서의 저자인 木下晴都씨는 동양의 물리요법인 침구치료학의 지도적 인물일뿐 아니라, 서양의학적, 과학적수법을 도입하여 동양의학의 성과에 비판을 가하고 있는 특이한 존재라고하겠다.

　그중에서도 좌골신경통의 기상의학적 연구라던가, 침구치료효과를 피부온, 혈류, 라세―그 현상의 각도측정등의 객관적지표를 써서 검투한점등, 다년의 임상적 경험을 포함하여 그 진가의 해명에 아낌없이 쏟아온 노력과 성과에는 머리를 숙이지 않을수가 없다.

　좌골신경통을 침구에 의해 치료하려고하는 사람은 물론이고, 좌골신경통에 관심을 갖는 사람은 동양의학 영역(領域)에 속하는 사람이건, 서양의학 영역에 있는 사람이건, 본서를 일독함에 의해 얻는바가 적지 않으리라 확신하여 강호에 추천하게된 바이다.

東大醫學部內科物理療法學敎室

東大醫學部附屬病院長

目　次

부양의 의의・삼리의 의의・조구의 의의・외구의 의의・
복류의 의의・차료의 의의

제 1 장 서 론

"통증"의 본질적 의의는 생체의 이변을 경고하기 위한 방위반응이지만 그것이 심하게 나타나든지 또는 장기간 지속 되면 언젠가는 방위의 단계를 벗어나 꺼꾸로 심신을 괴롭혀 때로는 개체에 유해한 기회를 만드는 일이있다.

이와같이 생체의 괴로움인 통증을 처치 하고저했던 침구의 원시적인 형태는 이미 석기시대에 비롯되었음을 소문(素問)에의해 추측된다. 그후 동양의학의 물리요법이었던 침구는 각종질병의 통증치료에 애써 왔지만 오늘날에 있어서도 통증은 침구의 주요한 치료대상 임에는 변함이 없다.

통증을 동반하는 질병은 매우 광범위하여 신경통 Neuralgia, Neunalgie은 통증을 주증상으로하는 증후군(症候群)인점이 특징이다. 그럼 신경통이란, 어떠한 병상(病狀)을 하고 있는것일까.

모든 의서의 기록을 종합하여 보면.

1. 동통이 말초신경의 주행(走行) 및 분포(分布)에 일치한다.
2. 발작성에 동통이 증감된다.
3. 특정한 압통점(壓痛點)이 증명된다는 등이 정의로 되어있다. 더구나 이것은 특발성(特發性) 다시말해 원발성, 본태성(原發性, 本態性)신경통과 증후성(症候性) 다시말해서 속발성(續發性) 신경통으로 나뉘어 있다.

특발성이란 특수한 원인을 인정하지 않으면서도, 해당 신경에 신경통 특유의 증상을 나타내는 것이며, 증후성이란 어떤질병의 부분증상이 되는 것으로, 해당신경을 손상하는 직접원인을 발견할수 있는것을 말한다.

그러나, 근년에 와서, 정형외과 방면의 연구가 성하여져서 신경근부(神經根部)의 병변(病變)이 차차 밝혀짐에 따라 특발성신경통의 존재를 의심하는 경향이 일어나고 있다. 일본의 곤도(近藤鋭矢) 교수등은 신경이 척추를 나오는 근부에 접촉상해(接觸傷害)가있는 좌골신경통을 근성좌골 신경통이라 명명(命名)하고, 이것의 원인을 추구한 결과, 특발성 신경통이란 오히려 원질환(原疾患)을 발견할수 없는것이라 주장하고, 이시하라(石原 佐)박사는 요통(腰痛), 또는 좌골신경통이란 주관적인 "아픔"을 주대상으로한 명칭으로서 동통부위를 가리키는데에 지나지 않는것이라고 말하고 있다.

또 모리(森益太)교수는 다만 신경통이라 하더라도, 원질환을 조사하면 여러종류가 있어서 질병분류학적으로 보면 전연 다른 질환이므로 신경통을 병명으로하는것은 옳지못하다고 주장하고 있다. 더욱 극단적인 의견으로는 신경통은 절단지(切斷肢)에 있어서의 환각통(幻覺痛)에 상당한다는 설까지 나오게 되었다.

그 결과로서 척추부에 대한 수술요법이 약 20년전부터 성하여져서 한때는 지나친 경향을 보이어, 이에대한 비판의 소리까지 나오게됐다. 정형외과 입장에있어 와다나베(渡邊正毅)교수는 수술에의한 근부요법과 보존적요법과의 원격성적(遠隔成績)의 비교에서 보아 근년의 수술증례(症例)의 증가는 오히려 지나치지 않는가고 반성하고, 대체 80%는 보존적으로 치료할수 있다고 말하고 있다.

또 시마(島啓五)교수도 척추 가리에스, 척추종창(脊椎腫瘍)등은 외과적 혹은 그외의 근치요법을 필요로 하지만, 그밖의 것으로 자각증상만 소실시킬수 있다면 반드시 그 원인에 대한 근본적대책은 필요치 않다. 예를들면, 그 동통원이 추간판 헤르니아에 의한것이라도 증상이 완전히 소실되고, 또 재발이없을 때에는 근치수술은 필요치 않고, 또는 척추분리증 이라해도, 이것은 성인의 약 5%에 보여지는것이므로, 당장에 동통과 결부시킬수 없음과함께 무선택적으로, 근치수술을 행한다는것은 명백히 지나친일이라고 경고하고 있다.

이상의 경위로서, 신경통의 척추부에 있어서의 병변에 대해, 최근에는 수술요법의 적용을 머무르게는 되었지만, 신경통을 단위질환(單位疾患)으로 인정치 않고, 특발성신경통은 원질환이 발견되지 않는 것이라는 의견이 강해졌다. 그러나 Thurel 은 신경에 직접 장해를 주는 원인보다는 그밖의 내외의 인자(기상, 환경, 정신등)에 의해 동통을 유발하는 경우가 있는것을 고려하여 특발성 신경통의 존재를 인정하고 있다. 또 요시다(吉田起夫)교수는, 좌골신경통, 완(腕)신경통들을 병명으로서 사용함은 그 원인에의 배려를 잊지 않는다면 그렇게 부적당한게 아니라고 말하고 있다.

다음에 신경통에서 한가지 생각하지 않으면 안될 문제로서 신경염(神經炎)과의 감별이다. 신경염은 증후성으로 봐서, 지각장해, 건(腱)반사장해, 영양장해등을 수반하리라 상상되지만, 조직학적인 염증이 있는것만이 그와같은 증상을 나타낸다는 증명은 없고, 실제문제로서는 양자(兩者)의 구분은 곤란하다.

W. Alexander 는 신경통과 신경염의 사이에는 차이를 인정할수 없다고 말하고, Wartenberg 도 신경통은 일종의 신경염으로 양자의 사이에 경계는 둘수없다고 말하며, 곤도(近藤鋭矢)교수등도, 신경통과 신경염은 정도의 차이를 용인하는데 지나지 않는다고 말하고 있다.

따라서 신경통이란, 해당신경에 직접 접촉장해를 일으키고 있는가, 아니면, 중독, 영양장해, 혈행변화등에 의한 결과로서 가벼운 신경염을 야기시키는 것이라고 해석해도 좋으리라.

이상이 신경통에 대한 일반적인 개념이지만, 그 가운데서도 가장 빈발하는 것은 좌골신경통, Sciatica, Ischias 로서, 이것은 1764년, Cotugas 가 처음 좌골신경통이란 말을 사용한데서 일반에 사용하게 되었다고 한다. 좌골신경통은 다른 신경통보다 발증하는 기회가 많은것이 사실이다, 이와같이 본증이 다발하는것은 태고에 4족동물이었던때의 후지(後肢)는 체중의 일부를 지탱하는데 지나지 않았지만 후지로 기립, 보행을 하게되던 척추, 골반등에 과중한 부담이 요청되었기 때문이리라. 이애 대응할 진화가 있었다 하더라도, 해부학적 관계와, 정동력학적(靜動力) 입장에서 여러가지 약점이 생겨, 근(筋), 건(腱), 인대(靭滯)등의 과긴장(過緊張), 과신전(過伸展), 좌상(挫傷)등을 일으킬 기회가 많아져서 이것이 원인이 되어 신경통을 발증하고, 또 그가운데 어느것은, 그 원인이 그다음 결과를 불러 이차적으로 골, 연골, 인대등에 병변을 일으키기 때문이라고 말하고 있다.

그럼 내가 이 좌골신경통에 흥미를 갖게된 동기는 다음에 열거한 증례들을 경험하고 부터이다.

1946년, 1월, 32세의 부인이 산후에 치핵(痔核)을 일으켜 치료하러 왔었다. 腎兪, 大腸兪, 腰兪, 復溜에 은침으로 보법의 수기(補法의 手技)를 가해 百會, 大腸兪, 長强, 孔最, 三陰交에 쌀알크기의 灸를 수일간 행할때 次髎를 손끝으로 검사했더니 硬結이 있어, 압박하였던바, 가벼운 아픔이 있었다.

이 次髎를 침과 灸로 행했더니, 3회째부터 左殿部와 左大腿後面에 아픔을 호소했다. 다음에 次髎의 침구를 중지해 보았던바 하지(下肢)의 아픔이 절로 소실됐다. 그래서 次髎는 이 아픔과 어떠한 관계가 있는것은 아닐까 하는 가정아래 다시한번 이 작용을 확인하는 뜻에서 약1주일간 다시 次髎에 침구를 행하여 보았다. 이 치료를 4회 지속했더니 다시 左下肢후면에 동통이 나타나, 거듭 次髎穴의 치료를 속행하니까, 자발통(自發痛)은 점점 증강되어 좌골신경을 따라 압통점(壓痛點)이 증명되어 라세-그현상도 강양성(强陽性)이 되어 좌골신경통의 증상이 명백하여졌다.

이와같은 증상재발후도 더욱 9회에 걸쳐 이 치료를 속행했지만, 그간 좌골신경통 양증상은 상시 양성이었다. 그래서 또다시 次髎의 침구를 중지하고, 11회 치료를 계속했더니, 좌골신경통의 증상이 전연 소실 되었다.

이 증례를 경험하고 부터 次髎는 좌골신경통에 악영향을 주는것은 아닐까 하는 의심을 갖게되며, 次髎를 단독으로 사용하여 연구도 해보고, 혹은 딴 경혈(經穴)과의 짜임새를 추구하는등 차례 차례로 임상시침을 행할 야망이 생겨, 기어코 나와 본증 치료와의 인연이 깊어져서, 따거 20여년간 이 연구를 계속하게 되었다. ´

좌골신경통은 이상 말한데로 단위질환으로서 인정하지 않으려는 경향이 되어가고는 있으나, 나는 증후성과, 특발성의 구별없이 좌골신경통의 분포영역에다가 자발통을 호소하는것으로 그 주행로에 압통점을 알린다던가 또는 라세─그현상의 양성인것을 좌골신경통 증후군 sciatica-syndrome, Ischias-Syndrom 으로해서 일괄하고, 임상적 관찰을 행하여 왔다. 이 좌골신경통 증후군에 대한 침구의 임상적 연구는 도오꾜오(東京)에 있어서 1951년에 제1회 일본침구치료학회가 개최 되었을때, 첫 연구발표를 하여, 그후, 기회있을때 마다 經穴의 조합에 의한 효과 手技에 의한 영향 진통기서(鎭痛機序)의 작용등에 대하여 의의가 판명될 것들을 각방면의 기관지에 보고 해왔다.

여기에서 이러한 연구성적을 종합적으로 뭉뚱그린다면 일단 좌골신경통에 대한 침구의 가치를 개관할수 있지않을까 생각하여 보잘것없는 연구내용이기는 하지만, 기고(起稿)하게 될것이다. 이하, 본서에서 말하는 좌골신경통이란 좌골신경통 증후군임을 양지하기를 바라는 바이다.

16

제 2 장 임상소견에 대하여

신경통은 전장에서 말한바 3 증상이 주체를 이루고는 있으나, 각 신경에 의해 각기 다른 특징을 갖고있다.

나는 좌골신경통에 대해 1947 년 부터 1967 년 까지사이에 500 여 예에 대해 그 경과를 상세히 관찰했다.

그 가운데서, 500 예를 차출하여 그 분포상태와, 증상의 검사방법에 대해 개략을 발하고저 한다.

1. 발증의 분포상태

성별(性別)과 환지(患肢)의 분포(分布)

지금까지 관찰한 좌골신경통에 대해 성별과 환지의 출현도수를 집계하면 표 1 과 같다.

表 1 性 別 과 患 肢

		男	女	計
右	側	92	115	207
左	側	88	102	190
兩	側	39	64	103
計		219	281	500

먼저 성별에 대하여 본다면, 남자가 219 예이며 여자는 281 예로서, 성별로는 뜻있는 차를 볼수가 없다.

또 환지별을 보면, 우측이 207 예, 좌측이 190 예, 양측이 103 예로서 좌우의 사이에는 유의한 차이를 볼수는 없으나, 우측 또는 좌측의 옛수

에 대해 양측성이 적은것은 명확한 유의차가 확인됐다. 더욱 동양의 고

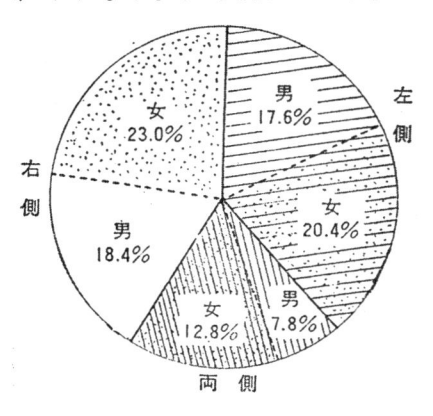

전에는 남성은 좌, 여성은 우를 앓는다는 기록이 있었는데, 성별에 의한 좌우의 발병률을 조사한 결과, 유의차는 볼수없었다.

　이 성별과 환지의 분포 상태를 그라프로 그리면 「도1」과 같다.

圖 1 性別과 患肢의 比較

연령의 분포

　연령에 의한 발병상태를 10년 간격으로 구분하면 「도 2」와 같은 그라프가 얻어진다. 이 분포에서 알수 있는바와같이, 40세대, 50세대, 60세대는, 그밖의 연대에 비교하여 발병률이 높고(유의), 또 70세 이상이 되면, 생존자가 격감하는것을 아울러 생각하면, 본증은 중년이후에

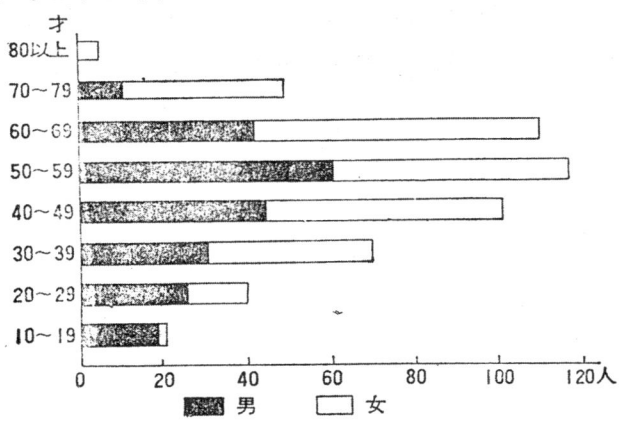

図 2 年 令 分 布

다발하는 병이라고 하겠다.

이 연령분포에서 원질환과의 관계를 생각할것 같으면, 오랜 세월의 생활에 의한, 근, 건, 靭帶, 골, 연골등의 상해가 누적되어, 거기에 자연의 경과인 노인화(老人化)가 가해져서, 병상발현에 진전한다는것을 추측할수 있다.

월별 발병분포

500 예의 좌골신경통에 대해 각월별 발병돗수를 그라프로하면 「도 3」과 같았다.

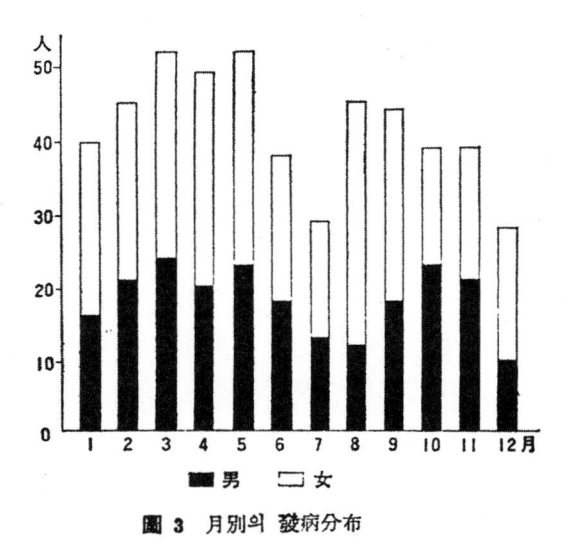

圖 3 月別의 發病分布

이것을 보면 2 월부터 5 월까지의 산과, 8 월과 9 월에 걸친 산의 2 가지를 볼수있다.

이것을 계절로 생각하면, 한냉기에서 온난기로, 흑서에서 추냉에 옮겨는 기상의 불안정시에 다발하는것이 아닐까 생각된다.

이 발병상태는 다음 제장에서 말할 기상조건과의 관련성이 생각되며, 동통발현의 메카니즘에 중요한 관계가 있는것이 아닐까 생각된다.

2. 자 각 증 상

자 발 통

좌골신경통은 자각증상이 주증이 되는 증후군으로서, 때로는 자발통만이 유일의 증상으로, 다른 어떤 소견도 볼수없는 증례도 있다. 따라서, 자발통은 진찰자에게 중요한 정보라고는 할수있으나, 그 객관화의 곤란한점이 문제이다.

자발통의 성질은 안정시에는 쏘는듯한, 자르는듯한, 째는듯한 동통을 느끼는 것이 있어 또는 몸을 움직이는데에도, 수면도, 불가능할 정도로 격심한 것에서 부터, 운동시에만 동통을 느끼는것, 둔한 동통이 오래 지속되는것, 또는 중압감, 긴장감이 있는것등 각종의 단계가 있다.

그 동통은 대략이 지속성으로서, 시간에 따라 다소 증감은 볼수있으나, 삼차신경통(三叉神經痛)과같이 명확한 간헐성(間歇性)동통은 아니다.

동통이 나타나는 부위를 500 예외에 대하여

(1) 안정시에 아픈것을 卅,

(2) 조그마한 운동에서 아픈것을 廿,

(3) 큰 운동에서 아픈것을 十,

(4) 중압감, 또는 긴장감인것을 十一의 기호로서 각 부위로 나누어 보면 「표 2」와 같고, 이를 그래프로 하면 「도 4」가 된다. 즉, 각 부위에 있

表 2 各部位의 自發痛出現度數

	腰部	殿部	大腿後部	大腿外部	下腿後部	下腿前部	下腿外部	足部	計	(%)
卅	38	77	29	1	33	10	19	4	211	(17)
廿	100	230	123	14	81	29	32	5	614	(37)
十	96	112	137	25	110	54	68	15	617	(37)
十	27	22	47	5	32	12	4	5	154	(9)
計	261	441	336	45	256	105	123	29	1596	(100)

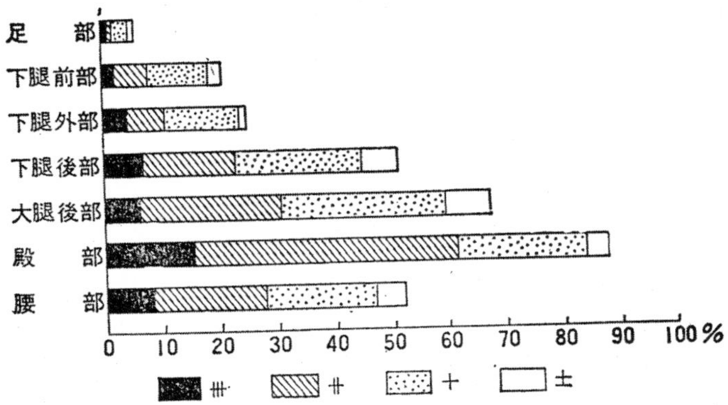

足　部

下腿前部

下腿外部

下腿後部

大腿後部

殿　部

腰　部

0　10　20　30　40　50　60　70　80　90　100%

⊞ ㅐㅐ　▨ ㅐ　⊡ ＋　□ ±

圖 4　自發痛의 分希

어서의 자연통 가운데, 출현율이 가장 높은곳이,　전부(殿部)—441예,
88%—이며, 그 다음이 대퇴후부 —336에, 67%— 요부(腰部)—261예,
52%— 하퇴후부 —256에, 51%—의 순이 된다.

더욱이 동통의 정도에 대해 「표 2」를 보면, 十과ㅐㅐ가,　각각,　37%씩
있어, ㅐㅐ와 十— 보다, 훨씬 많다. (유의)

따라서, 좌골신경통을 아픔의 정도라는 관점에서 볼때 운동시,　또는
작업시에 고통을 느끼는 환자가 다수라는 결론이 된다.

지각둔마(知覺鈍麻)

좌골신경통에 수반하는 지각둔마에는 쩌릿쩌릿하게 신것으로부터, 만
져보면 이상감을 자각하는 정도까지 여러가지 단계들이 있다. 지각둔마
를 검사하는데는 붓 또는 손가락 바닥으로 가볍게 쓰다듬어 보면 안다.
이때 좌우대칭부를 동시에 행하면 알기가 쉽다.

이 지각둔마를 나타내는 것에는 추간판헤르니아 · 황인대비후(黃靱帶肥
厚) · 척추활증(脊椎滑症) · 유착성척추막염(癒着性脊髓膜炎)등을 의심않
을수 없으며,　또 도가 높은 지각장해는 척수종양(脊髓腫瘍) · 가리에스
에 의한 압박성척수염(壓迫性脊髓炎) · 척추골절(脊椎骨折)에 의한 척수

손상(脊髓損傷)에 나타난다. 이것들은 신경통으로 보기보다는 신경염으로 생각함이 옳을것이다. 이 지각둔마가

1. 발등 새끼 발가락옆(足背小指側)에서 하퇴외측(下腿外側)에 있으면 제 5 요추(第五腰椎)와 선골(仙骨)사이에,

2. 발등 엄지 발가락옆(足背母指側)에서 하퇴전외측(下腿前外側)에 있으면 제 4·5 요추사이(第四·五腰椎間)에,

3. 하퇴전내측(下腿前內側)에 있으면 제 3·4 요추사이(第三·四腰椎間)에 원인이 있다고 한다.

내가 연구한 500 예에서는 「표 5」에 나타내었듯이 지각둔마를 나타내는것이 97 예, (19.4%)였다. 이것을 위에말한 척추부의 높이에 의해 분류하면 새끼 발가락에서 하퇴의 후측에 지각둔마가 있는것이 59 예, 엄지 발가락옆에서 하퇴전외측에 지각둔마가 있는것이 23 예, 발 전체(足部全體)에 지각장해가 있는것이 12 예, 하퇴전내측에 지각장해가 있는것이 3 예였다. 이 결과로서 본다면, 지각장해를 수반하는 좌골신경통은 60%이상이 제 5 요추와, 선골사이에 병변이 있다고 추측된다.

이와같은 지각장해는 보통 치유율이 낮고, 동통이 소실되어 시그러운 느낌은 장기간 남게 되는것이다.

3. 타각증상(他覺症狀)

압 통 점

신경통의 타각적검사(他覺的檢查)로서, 가장 특징이 있는것은 압통점 다시말해 바레이압통점 Valleix's Point 을 증명하는 것이다.

이것은 신경주행중의 일정한 장소, 특히 신경이 뼈를 뚫고 나오는 곳 근막(筋膜)을 뚫는곳, 단단한 기저(基底)위에 서있는곳들에서 나타난다고 한다.

또 동통이 현저할때는 신경의 전주행(全走行)에 압통을 증명할때도 있다.

表 3　壓痛點의　出現度數(500 例中 5%以上)

	腰　　　部				殷　　　部			大 腿 部			下　　　腿　　　部					
番號 經穴	1 腎 俞	2 氣 海 俞	3 大 腸 俞	4 志 室	5 上 胞 肓	6 殷 壓	7 外 胞 肓	8 承 扶	9 殷 門	10 委 中	11 三 里	12 外 承 筋	13 飛 陽	14 跗 陽	15 陽 陵 線	16 外 丘
例數	125	77	91	25	291	409	270	25	377	85	233	375	238	36	25	134
%	25	15	18	5	53	82	54	5	75	17	47	75	48	7	5	27

그러나, 압통을 전연 결여하는 증례도 없지는 않지만, 이것을 가지고 신경통을 부정할수는 없다.

좌골신경통의 압통점은 보통 좌골결절(坐骨結節)과 대전자(大轉子)와의 중앙, 대전근하연(大殷筋下緣)·대퇴후면(大腿後面) 중앙·슬와(膝窩)중앙·비골소두 후하부(腓骨小頭後下部)·비골과(腓骨果)의 하부 등에 나타난다고 의서에 기재 되어 있다.

500예의 환자에 대해 압통을 관찰한것 가운데, 출현율 5%이상의 경혈(經穴)만을 기재하면, 「표 3」과같이 되었다. 그중 전압(殷壓)·은문(殷門)·외승근(外承筋)—특수혈은 제6장 참조—의 3점은 다른 치료점에 비해 현저하게 높고 출현율(최고도로 유의)을 나타 내었다. 또 그 3점

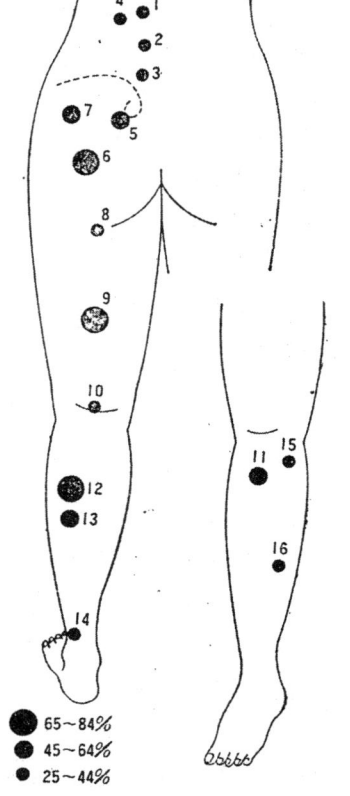

65~84%
45~64%
25~44%

圖 5　壓痛點의　出現率

은 모든 증례의 75% 이상에서 증명된 증상이며, 따라서 본증의 진찰에 있어, 극히 중요한 의의를 갖는것으로 생각된다. 「표 3」의 출현율을 25 ~44%, 45~64%, 65~84%의 3단계로 나누어 나타내면, 도「5」(번호는 표 3 과 일치)의 압통출현 빠탄―이 작성되며, 좌골신경통의 진찰상 중요한 자료가 된다. 또 이 압통점 가운데, 전부(殿部)의것은 주로 상전신경(上殿神經)의 분야이며, 요부의 압통은 요수신경(腰髓神經)의 후지(後枝)로서 이런 신경들에게도 영향을 미치게하고있음을 알수 있다.

또 압통점이 증명되지않는 증례, 압통 1 점뿐인 증례, 압통 2 점뿐인 증례를 빼내면 「표 4」와 같이 된다. 즉 압통점이 없는것이 5 에, (1%) 압통 1 개소가 10 에, (2%), 압통 2 개소가 44 에, (9%)였다. 다시 이런 증례에 대해 발병이래의 경과일수를 「표 4」와같이 1 개월이내의것, 1~12 개월의것, 1 년이상의것 으로 갈라보면, 압통점이 적은 증례에는 병상이 가벼운것이나 아니면, 재발을 반복한 만성의 증례가 많이 포함되어 있는 경향을 나타내고 있다.

表 4 壓痛點稀少例의 頻度

壓痛個所	旣往期間	例 數	計	%
0	1個月以內 1~12個月 1 年 以 上	0 1 2	5	1
1	1個月以內 1~12個月 1 年 以 上	2 4 4	10	2
2	1個月以內 1~12個月 1 年 以 上	16 8 20	44	9

다음 치료의 과학화에의 연구는 환자가 나타내는 증상을 객관적인 정보로서, 빼내는것이 첫째조건이다. 침구의 임상에 있어 보통 행하여지고 있듯이 환자자신에 의해 평가된 자각증상과, 관능검사에 의해 검출된 주관적인 정보는 안정성 면에서도, 또는 정도(精度)의 관점으로서도

24

그리 좋은것이라고 얘기할수는 없다. 따라서, 질병의 정도, 그의 **경과**, 및, 다른 증상파의 비교를 행하기 위해서는, 우선 이것들을 정량적(定量的)인 처도(尺度)로 평가하는것이 가장 믿어웁다. 그러나 좌골신경통은 동통을 주체로 한 증후군이요, 그 동통을 정량적으로 실측(實測)할수는 매우 곤란한 문제이다. 나는 압통의 정도를 수량가(數量價)로 하기 위해 이다꾸라(板倉武 博士)의 조언에 따라 처음엔 원시적 방법으로 측정을 했었으나, 그후 기노시다식(木下式—木下暗都—)압통계 Kinos-

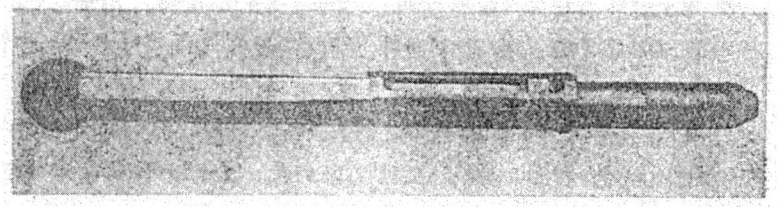

圖 6 木下式 壓痛計

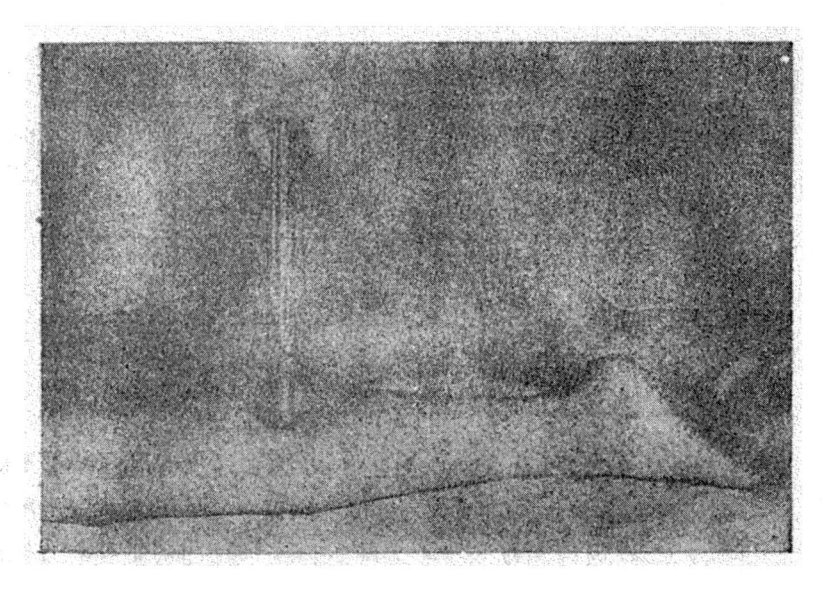

圖 7 壓痛의 測定

hita's tender Meter(鈴木醫療器株式會社製)를 고안하여 사용하고 있다.

「도 6」은 그 압통계로서 선단의 원형凸상 고무를 압통점에다 대고 딴 쪽에서 압박하면, 안에있는 스프링이 늘어나서, 그 압박한 힘(단위 kg) 은 눈금판으로 읽을수있게 되어있다. 「도 7」은 하퇴의 외승근혈(外承筋 穴)에 따라 압통량을 측정하는 광경이다. 측정방법은 압통점을 압통계 에 서서히 압박하고, 환자가 조그마한 아픔에 신호토록 하여, 그 신호 와 동시에 압박을 중지하여, 압통계의 눈금을 읽는다. 이와같이 압통을 수량으로 하여 측정하는것은, 효과판정의 중요한 지침이 되는것이다.

압통계의 측정에 대해 주의를 요하는 일은, 압통계를 언제나 반듯이 압통점에대고, 압박하는 방향과 그 속도가 몇번되풀이해도 동일해야 한 다는 것이다.

그 압박은 극히 서서히 하지 않으면 환자의 신호와 검사자의 압박중 지 사이에 간격이 생겨, 오차(誤差)를 크게 하는 원인이 된다. 측정은 2,3회 연속적으로 반복하여 측정오차가 있으면, 평균가를 구한다. 또 압통이 뚜렷할때에는 환자의 신호는 거의 균등 하지만, 압통이 감소되 면 오차가 커지는 경향이 있다. 또 환자에게 극히 작은 압통을 느꼈을때 신호토록 지시해 두어도, 1회째 측정가는 압통량이 커지는 경향이 있 다. 이것은 환자가 어느 정도의 아픔을 견딘다음 신호 하기 때문이며, 보통 2회째 부터의 측정가에서 부터 신뢰도가 높다.

라세─그 현상

좌골신경을 신전(伸展)하는 검사에는 여러 방법이 있어, 그 가운데 하지거상시험(下肢擧上試驗)straig htleg caising test 으로서 라세─그현 상 Lasegue's sign 이 가장 대표적이다. 라세─그현상은 앙와위(仰臥位) 에서 환지(患肢)의 무릎관절(膝關節)을 뻗친채로 허벅관절(股關節)을 꾸부리든가, 아니면 환지의 허벅, 무릎관절을 꾸부린 자세에서 무릎관 절을 뻗어 전부(殿部), 하퇴후면(下腿後面)에 동통을 알리는 시험이며, 이것은 좌골신경의 근부(根部)를 알아내기 위한 것이다. 이 시험은 엎

밀히 하려면. 하지를 치켜드는것 뿐이 아니라 족관절(足關節)의 배굴 (背屈)을 동시에 가하여 검사하여, 그래도 아픔이 없을때에는 라세 - 그 현상음성(陰性)이라고 정한다는 설도 있다. 이와같이 라세 - 그현상에 족관절의 배굴을 가하여 검사하는 방법을 Bragard 현상이라 부르고 있다.

나는 500 예의 좌골신경통에 대해 일반적으로 행하여지는 라세 - 그현 상을 검사하였던바 「표 5」에 나타난바와 같이 양성자는 387 예(77.4%) 에서 볼수있었고, Bragard 현상은 83 예(16.6%)로 나타나 있다. Bragard 현상을 합한 엄격한 의미에서의 라세 - 그현상은 470 예의 다수를 보였 고, 이것은 좌골신경통의 94%에 상당하는것 이기 때문에 본증의 중요 한 진찰소견이라고 하지않으면 안된다.

表 5 諸症狀의 出現率(500例에 對하여)

라세 - 그 現象	一 般 的	387 例 (77.4%)	470 例 (94.0%)	
	푸라카 - 現象	83 例 (16.6%)		
골드푸렙 現象	強 度	228 例 (45.6%)	257 例 (51.4%)	
	輕 度	29 例 (5.8%)		
아끼레스腱反射	消 失	38 例 (7.6%)	79 例 (15.8%)	
	減 退	29 例 (7.8%)		
	亢 進	2 例 (0.4%)		
脊 柱 側 灣	患 側 凸	29 例 (5.8%)	47 例 (9.4%)	
	健 側 凸	16 例 (3.2%)		
	兩 側 性	2 例 (0.4%)		
知 覺 鈍 麻	小 指 側	59 例 (11.8%)	97 例 (19.4%)	
	母 指 側	23 例 (4.6%)		
	足 全 體	12 例 (2.4%)		
	前 外 側	3 例 (0.6%)		

라세 - 그현상은 압통점에 이어 출현율이 높은 소견이며, 이것을 정량 화하는 방법을 얘기할수 있다면, 아픔의 정도를 나타내는 객관적인 정 보로서 필요한 것이다. 나는 증상이 현저한것 일수록 하지의 거상각도 가 적다는것에 착안하여 이 거상각도를 측정하는 방법을 안출했다. 처 음에는 원시적인 불완전한 계기(計器)를 썼지만, 수년전부터, 「도 8」와 같은 기노시다식 현수각도계(木下式懸垂角度計) Kinoshida's suspend go-

niometer (鈴木醫療器株式會社製)를 고안하여 사용하게 됐다. 이 각도.계
는 앙와위(仰臥位의 환지에 마직 · 반도로 고정하고 ○위치에 지침을 마
추고 환자에게 서서히 들
어 올리게 하여 자그마한
아픔을 느꼈을때쯤 「도 9」
와같이 멈추게하여 지침을
읽으면, 되도록 되어있다.
(이와같은 환지거상각도를
측정한것을 이하 라세─그
각도라 부르기도 한다) 이
현수각도계는 라세─그현
상뿐 아니라, 전신의 관절

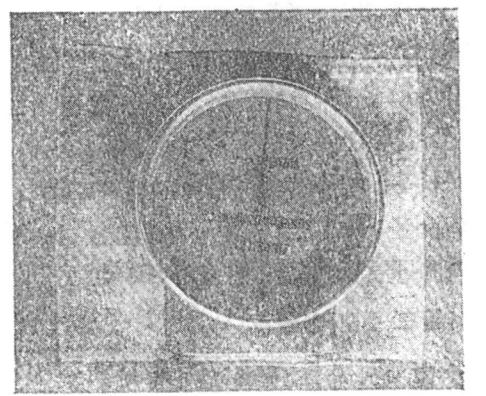

圖 8　木下式 懸垂角度計

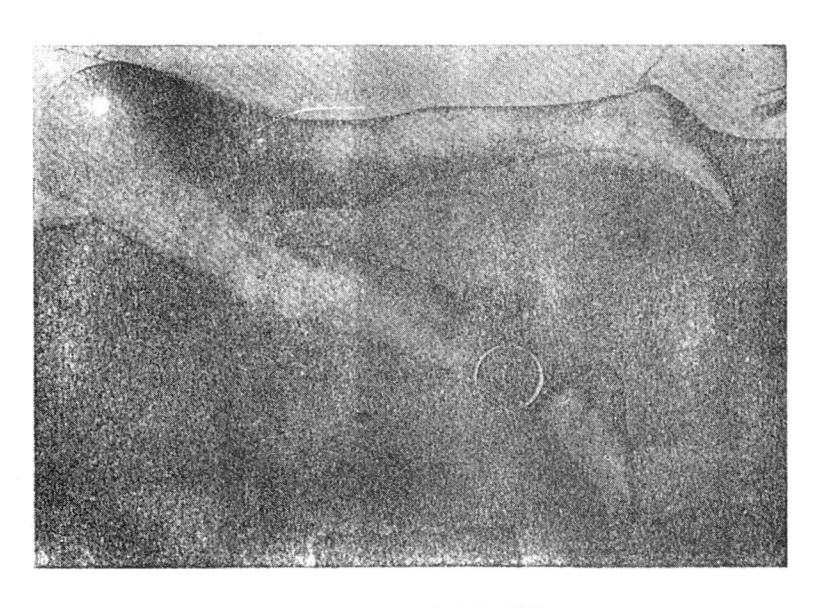

圖 9　라세─그 現象의 測定

운동이 측정되고, 또한 관절의 종합운동에 이르기 까지 만능적으로 이용 할수 있는것이다.

다음에 좌골신경통의 하지거상시험에는 라세—그현상외에, 몇가지 방법이 있다.

Bonnet 현상이라는것을, 무릎을 펼친 채로, 허벅관절을 꾸부려 하지를 들어 올린 위치에서 허벅관절을 강하게 안으로 틀면, 동통이 나타나거나, 혹을 더욱세게 나타나는 검사법이다. Radzikoski 현상 또는 Fajerszaijir 현상이라는것을 건측지(健側肢)를 라세—그현상과 같이 거상하면 환지에 동통을 일으키는 검사법이다.

골드 푸렘 현상

이 현상도 좌골신경을 펼쳐서 아픔을 증강시키는 검사방법이다. 즉

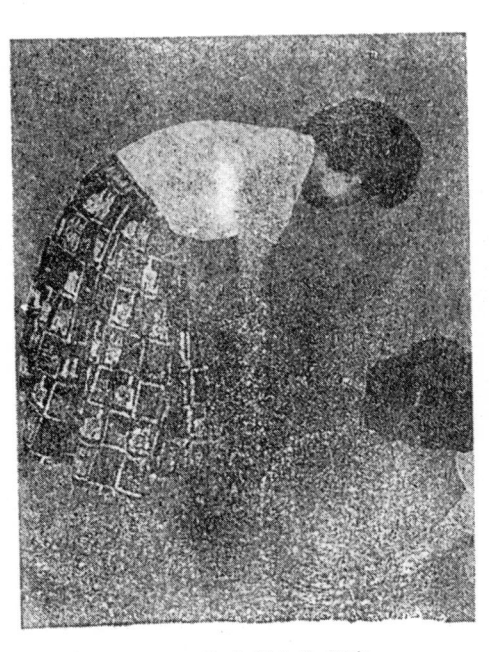

圖 10 골드푸렘 現象의 測定

환자를 일으켜 세워서 상체를 전방으로 강하게 꾸부리게 하든가, 또는 반드시 눈운 환자의 족관절을 검사자가 배굴(背屈)하고, 상체를 일으키게 하여, 전부(殿部)또는 대퇴후면에 동통을 일으키게 하는것이다. 골드·푸렘현상 Goldflam's sign을 「도 10」과 같이 아픔을 조금 느낄때까지 상체를 앞으로 꾸부려, 팔을 수직으로 뻗도록 하여 손가락끝에서 땅바닥까지의 거리를 측정하는것으로 병상의 경과를 수량

적으로 관찰할수가 있다.

500 예의 좌골신경통에 대해 골드·푸렘현상을 조사했던바,　표 5J와 같이 257 예(51.4%)에 볼수있이, 비교적 발현율이 높은 증상임을 알수 있었다.

이 257 예 가운데 현저하게 이 현상을 인정할수 있었던것이 228 예, 약간을 나타낸것이 29 예 였다.

좌골신경의 신전통(伸展痛)으로서의 현상에는 이밖에도, 몇가지를 더 들수있다. Gowers 현상이란, 하지를 뻗친 채로 환지의 족관절을 배굴시 키면 아픔을 일으키게 하는것이다. Bechterew 현상이란, 건측하지(健側 下肢)를 뻗어 놓으면, 환측하지(患側下肢)를 뻗을수 없는 것이다. Minor 현상이란, 환자가 몸을 일으켜 세울때, 우선 앉아서 양손으로 뒤 를 받치고 다음에 다리를 조금 굽혀 건측완(健側腕)의 보조에 의해 건 측하지를 뻗어서 일어나는 것이다.

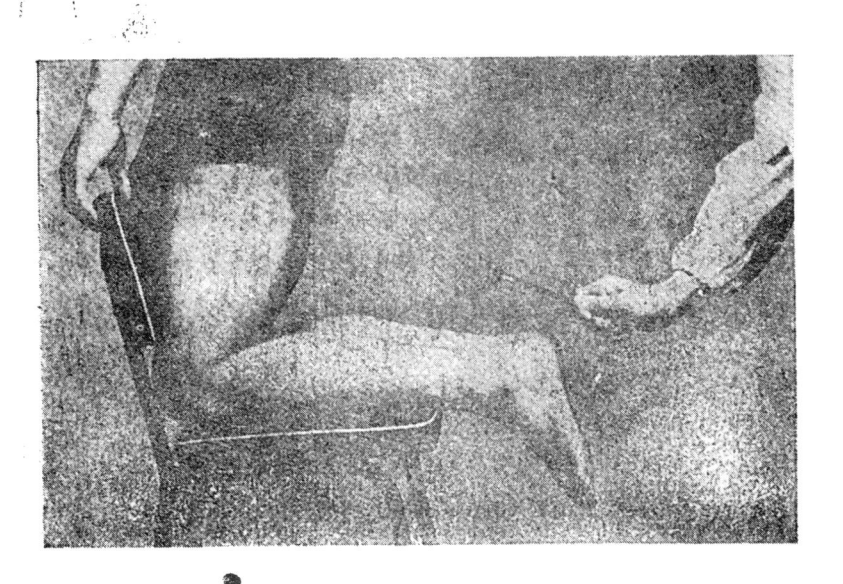

圖 11　아끼레스 腱反射의 檢査

腱 반사장해

좌골신경통에서 건반사(腱反射)의 장해를 때때로 볼수 있는것을 아끼레스건반사 이다. 그 검사는 「11」과 같이 무릎을 직각으로 굽히고, 발을 관절의 힘을 빼고. 아끼레스건을 두들기면 정상일것 같으면, 족관절은 뻗쳐진다. 이 반사의 장해는 추간판(椎間板) 헤르니아에서는 때때로 감퇴 혹은 소실을 볼수있고, 마미신경종창(馬尾神經腫瘍)에서도 소실될 때가 있다. 하부요추(下部腰椎)가리에스에서는 정상 또는 감퇴 하지만, 흉추(胸椎)가리에스 척추골절에서는 촉진되는때가 있는. 척추과민증(脊椎過敏症)을 슬개건반사(膝蓋腱反射) · 아끼레스건반사의 경도항진(輕度亢進)을 볼때가 있다.

좌골신경통에 500에 대해 검사한 바로는, 아끼레스건반사는 「표 5」와 같이 소실이 38에, 감퇴가 39에, 촉진이 2에, 계 79에(15.8%)의 장해를 볼수 있었다. 이 증상을 본증의 중요한 정보이기 때문에, 필히 검사를 하지 않으면 안된다.

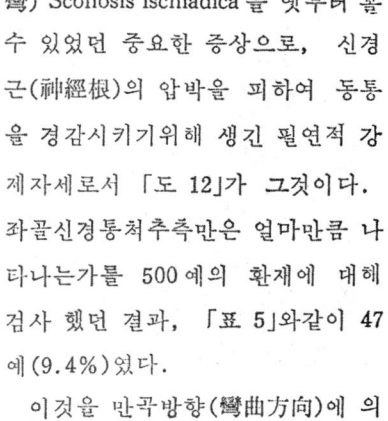

圖 12 坐骨神經痛性 脊椎側彎

척추의 소견

좌골신경통성측만 (坐骨神經痛側彎) Scoliosis ischiadica 을 옛부터 볼수 있었던 중요한 증상으로, 신경근(神經根)의 압박을 피하여 동통을 경감시키기위해 생긴 필연적 강제자세로서 「도 12」가 그것이다. 좌골신경통척추측만은 얼마만큼 나타나는가를 500예의 환재에 대해 검사 했던 결과, 「표 5」와같이 47에(9.4%)었다.

이것을 만곡방향(彎曲方向)에 의

해 갈라 보면, 환측凸(반대측성측만—反對側性側彎이라고 한다—-)가 29
에, 건측凸(동측성만곡—同側性彎曲—이라한다)가 16에로서 2에는 양
측성좌골신경통(兩側性坐骨神經痛)이었다. (凸측이 동통측과 건강측에
변화하여 일정치 않을것을 좌우변환성측만—左右變換性側彎이라고 한
다). 이 관찰례에 대해 환측凸와 건측凸의 퍼—센트를 조사해 보니, 환
측凸이 많을것이 증명 되었다. (유의)

  척추의 측만증을 추간판헤르니아에 있어서 많이 볼수 있는 증상으로
알려져 있지만, 헤르니아 혹은 그외의 압박이 신경근의 바깥쪽에 있으
면 환측凸이 되며, 신경근의 안쪽에 있으면 건측凸이 되어, 신경근의
바로 뒤에 있으면, 변환성이 된다. 이것은 가설(假說)이기는 하지만,
동통을 경감시키기위한, 필연적인 체위이며, 헤르니아와 신경근의 상호
관계를 예언할 가능성이 있다.

  척추의 소견에서 다른 검사를 요하는 것은, 가동성(可動性)문제이다.
척추를 앞으로 굽힐때 정상이라면, 호상(弧狀)의 만곡을 일으키나, 척
추가리에스에서는 불요성(不橈性)이 되어 고양이등 마냥 둥글게 안되고
환부가 경직(硬直)한체두로 허벅관절에서 구부러진다.

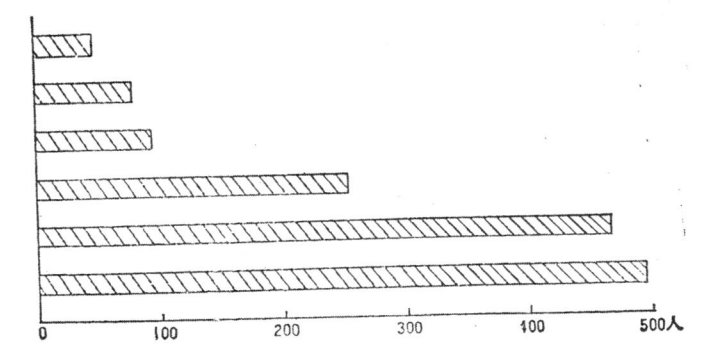

圖 13 各症狀의 出現率 (500 例)

추간판헤르니아·척추활증에서도 장해 되기도 하지만 카리에스에서는 각방면의 운동장해가 온다. 척추의 변형·극돌기(棘突起)의 동통·선속근(仙棘靭)긴장도 중요하지만 제 3 장으로 미룬다.

이상에서 얘기해온 좌골신경통의 증상을 비교하기 위해서, 500 예에서 보는바와 같을 각 증상을 그라프로 하면 「도 13」와 같이 압통점을 극히 많으며, 라세―그현상도 거의 대부분의 증세에서 나타나는 증상이다.

자발통을 환자가 처음 병에 걸렸다는 것을 알게될때 나타나는 (증상을 알게되는) 증상이며, 모든 예에 나타나기 때문에 그림에서는 뺐다.

래선 소견과 그외

래선(래線)소견을 병인의 발견에 가장 중요한 것이다. 단순촬영(單純撮影)에서는 추간열격(椎間裂隙)의 협소화(狹小化)·추간공(椎間孔)의 협소화·추체(椎體)의 형태변화, 척추의 측만등을 검사하며, 메로그라피 myelography 에서는 헤르니아 종양등의 부위를 간접적으로 결정하고 추간판 조영법(椎間板 造影法) discography 는 추간연골(椎間軟骨)의 상황을 직접적으로 관찰한다. 그러나 이 래선소견을 원질환의 진단으로서 중요시되는 것이기 때문에 제 3 장에서 얘기 하기로 한다.

그외의 소견에서는 환지의 영양장해로서의 근위축(筋萎縮)이 때때로 나타난다. 특히 지각둔마·아끼레스건 反射장해를 나타내는 증례에 있어서는 경과가 장기에 이르민, 근육의 위축이 나타난다. 이것도 하퇴부에 현저하지만, 대퇴부까지 위축하는 것도 있다. 이것을 측정하는데는 하퇴의 근팽륭부(筋膨隆部)에 있어서, 굵기를 제고, 건측과 비교함이 좋다.

또 경도의 운동장해를 나타내는 경우도 있다. 추간연골 헤르니아 척추활증, 등에서는 중증자에 있어서는 때로 족모지배굴장해(足拇指背屈障害) 또는 족관절 배굴장해를 나타내는 증례가 있다. (제 3 장 추간헤르니아 참조)

제 3 장 발증의 주요질환

좌골신경통을 단위질환으로 하지않고, 일종의 증후군으로 하는 경향이 강해진 까닭은, 그 병인을 자세히 추궁하면, 여러 원질환을 발견할 수 있기 때문이다. 그러나 이화학적(理化學的)진찰에 의한 검사를 진행하여도, 모든 좌골신경통에 원질환을 발견할 수 있는 게아니고, 상당히 많은 증에는 원인불명인체로 처리되는 수가 적지 않다.

일본 도오꾜오대학병원과 우리들이 협력해서 침구치료의 성적을 관찰했을때, 요배통(腰背痛)의 20 예 가운데, X선 혹은 그외로서 병인이라 생각된게 10 예, (50%) 나타났으나 그밖의 10 예에는 확실한 병인이 불명이였다. 이 실례로 보더라도, 원질환의 확정은 그리 쉬운일이 아니라는 것을 상상할 수 있다.

또 X선으로 척추에 이상이 있다 하더라도, 그것이 동통을 유발하는 절대적인 원인이냐 아니냐 하는 의문의 여지가 남는다.

따라서, 병명이 뚜렷하지 않는한, 원질환의 확정은 곤란하지만, 근년에 와서 이 방면의 연구가 진보되어, 좌골신경통을 발증하는 병태가 명백해 졌기때문에 이 제 3장에서는 직접원인이 될 가능성이 높은 질환에 대해 그 개요(概要)를 얘기 하고져 한다.

1. 척추부의 외상성 질환

추간판 헤르니아(hernia of intervertebral disc, Diskushernie)

이 증세는 좌골신경통의 원질환으로서 가장 중요한 위치를 차지하는 것으로, 근년 이에대한 연구가 비상하게 진보 되었다. 추간연골(椎間軟骨)의 이상에 대해서는 1555 년에 Versalius 가 해부학적으로 증명했었는데, Sohmorl(1927, 8 년)은 5000 체의 부검예(剖檢例)에서 수핵(髓核)의 후방탈출(後方脫出)을 증명하여 Elsberg (1931 년), Mixter, Barr(1931 년)에 의해 임상적(臨床的)으로 확인되어 이 수핵을 제거하면, 요통 및 좌골신경통이 경쾌해진다고 보고 되고 부터 수술요법이 성하여져서 동시에 이 질환에 있어서의 병태생리학이 급속히 진보 되었다.

추간연골은 추체간(椎體間)을 연결하여 정력을 완충하는 것으로서 상하의 추체에 접한 연골판과 중심부의 수핵과 이것을 둘레에서 감싸고있는 단단한 선유륜(線維輪)의 3가지로 되어 있어, 척추의 운동에 따라, 수핵은 앞뒤로 이동하여 척주(脊柱)에 가동성을 주며, 선유륜은 수핵의 탈출을 막고 있다.

그러나 선유륜의 후방은 엷은 공간이기 때문에 만일 깨어져 갈라지면 수핵은 후방 특히 한가운데는, 인대(靭帶)가 있기때문에, 후측방(椎間孔)쪽으로 탈출하여 (도 14) 추간판 헤르니아를 구성하여 추간공은 협소하게 되어, 신경근을 압박하게 된다

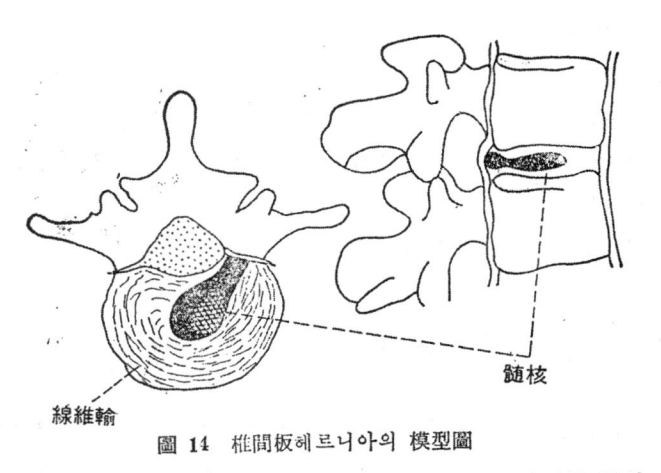

線維輪

髓核

圖 14 椎間板헤르니아의 模型圖

선유륜의 외상은 자그마한 외력(外力), 예를들면, 허리를 굽혀 물건을 들어 올리려할때, 특히 허리를 조금 옆으로 튼 자세로 뻗쳤을때에 뚝하는 소리와 함께 발증하기 쉽고, (돌발성 요통), 또, 갑자기 허리를

비틀었을 순간, 또는 계단을 뛰어내린 순간, 혹은 자연 동작중에, 일어
나는 등, 발증의 계기는 여러가지 이다. 이 께어져 갈라진데 (斷裂)에
서 헤르니아를 일으키는 것 뿐 아니고 척수경막(脊髓硬膜) 주위의 부종
(浮腫), 정맥노장(靜脈怒張), 척주근(脊柱筋) 스파스므등이 가해지면,
신경근압박의 원인이 증가된다. 추간연골 헤르니아는 추간의 어디에서
나 일어나는 것 이지만, 호발부위(好發部位)는 경추(頸椎), 요추(腰椎)
이며, 그중에서도, 하부요추가 90 % 를 차지하고 있고, 4,5 요추간과,
요선추간(腰仙椎間)이 많다. 연령은 20~40 세대에 많이 생기며, 성별
로는 남녀의 비가 약 2 : 1 로서 남성에게 많다고 한다.

증상은 돌발성으로 요통을 일으키며, 그에 이어서 혹은 시일을 경과
하여 좌골신경의 경로에 압통을 나타낸다. 또 상전신경(上殿神經)의 주
행인 중·소전근에 강한 압통을 나타낸다. 자발통은 요부, 전부, 및 좌
골신경지배영역(坐骨神經支配領域)에 나타난다. 라세—그현상은, 거진
양성이 되며, 부라가—드(Bragard)현상 및 골드후램(Goldframm)현상도
대부분 양성으로 된다. 장해는 헤르니아의 고위결정(高位決定)에 필요
한 것이다. 즉 헤르니아가 제 5 요추와 선골의 사이에 있으면, 아끼레스
건반사의 소실 또는 감약(減弱)을 보는수가 많고, 슬개건반사(膝蓋腱反
射)는 골고루 항진(亢進)한다. 더욱이 발끝으로 기립, 보행이 곤란하게
되고, 지각은 하퇴후외측(下腿後外側)에서 족배(足背)의 3,4,5 지(指)
가 둔마(鈍麻)된다. 4,5 요추간(腰椎間)의 헤르니아에서는 아끼레스건
반사(腱反射)의 감약(減弱) 또는, 소실(消失)과 슬전면(膝前面)에서 하
퇴전내측(下腿前內側)에 지각장애가 나타난다. 그외에 헤르니아에 의한
신경근의 압박을 경감(輕減)하기 때문에 건측(腱側), 선속근(仙棘筋)의
스파스므에 의한 척주만을 형성하는 것이 있다.

X선상은 추간연골이 투과체(透過體)이기 때문에, 진단이 용이치 않
치만, 단순촬영에 있어서는 한 추간열격(椎間裂隙)의 협소화(狹小化),
추간공의 협소화, 특히 추체후연(椎體後緣)의 극형성(棘形成)은 중요하

며, 추간둘레의 언저리에 발생하는 속형성과 뼈의 경화음영(硬化陰影) 및 척추측만도 진단의 도움이 된다. 또 경막(硬膜)내에 요―도유(油)를 넣는 myelography 는 음영결손(陰影缺損), 음영정류(陰影停留) 등이 있어, 중대한 뜻을 갖으나 이것은 척수강(脊髓腔)안에서 흡수가 나빠, 때로 척수막유착성염증(脊髓膜癒着性炎症)을 일으켜 증상을 악화 시키기 때문에, 일반에선 수술을 전제로한 경우외엔 응용하지 않는다.

황인대 비후(黃靭帶 肥厚)

황인대(黃靭帶)는 추궁(椎弓)의 내면에 있어 인접한 추골을 연합하는 것으로 일본인의 요추에서는 4~5 mm 이상이면 비후로 인정된다. 황인대가 비후하면 추간공을 뒤로부터 좁혀, 먼저 말한 추간판 헤르니아는 추간공을 앞에서부터 좁힌다.

황인대의 외상성비후(外傷性肥厚)는 1913년, (Elsberg)에 보고되고 부터 많은 추시(追試)가 행하여 졌다.

이 증세는 추간판 헤르니아와 원인과 병태가 똑 같을뿐 아니라 헤르니아의 수반현상(隨伴現象)이라고 생각하게 되었다. 즉, 추간판 헤르니아의 90%에 황인대 비후가 있고, 단독으로 비후를 볼 수 있는 일은 수술에의 4%에 불과 하다 한다. 추간판 헤르니아와 황인대비후는 다같이 추간공의 협책(狹窄)을 일으켜 신경근을 압박하는 것으로 飯野교수는 이것들을 일괄해서 추관내장(椎管內障) spinal canal derangement 라고 부르고 있다.

이 증세의 증상은 추간판의 협소, 추간공의 협책, 신경근압박 등 추간판 헤르니아와 밀접한 관계가 있는 변화때문에, 헤르니아와 거의 같은 모양이다.

구태어 차이를 들라면, 하지의 동통이, 헤르니아에서는 편측성(片側性) 일때가 많으나, 비후에서는 양측성(兩側性)이 비교적 많다. 또 황인대비후에서는 경직성 운동장해(痙直性運動障害), 슬개건반사(膝蓋腱反射)와 아끼레스건반사의 촉진이 때때 보이는 점이, 순수한 헤르니아와 다르다. 미에로구랍의 측면상(側面像)에 서는 후방에서 전방에의 결손부(缺損部)가 있고, 복배(腹背) X선상에서는 좌우에서 협책된 함凹(陷凹)을 보는 수가 있다.

척추분리증, 척주활증 (spondylolysis, spondylolisthesis)

척추분리증(脊椎分離症)이란 추궁(椎弓)의 상하관절돌기(上下關節突起)가 떨어져서(도15) 추체(椎體), 횡돌기(橫突起), 추궁근(椎弓根), 상관절돌기(上關節突起)로 되어있는 전부(前部)와, 돌기(棘突起) 추판, 하관절돌기로 되어있는 후부로 나눠진것으로, 추체는 정상의 위치에 머무르는 것이다.

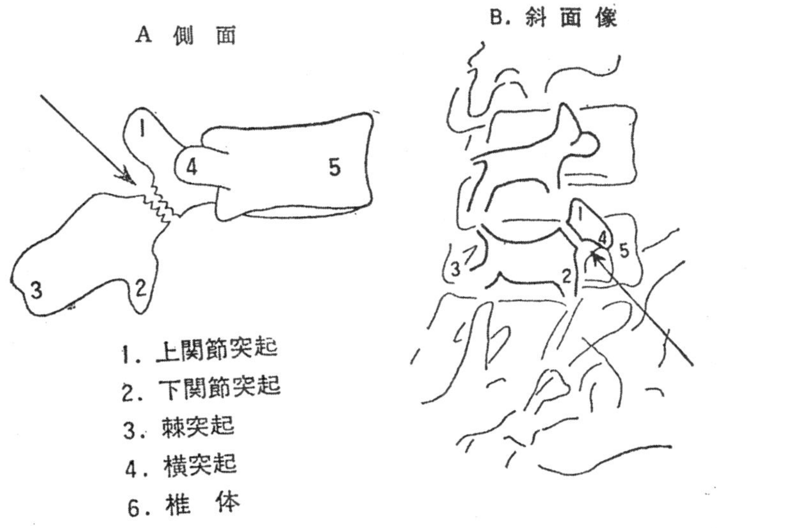

A 側 面

B. 斜 面 像

1. 上関節突起
2. 下関節突起
3. 棘突起
4. 横突起
6. 椎 体

圖 15 척추분리증의 모형

이것은 하관절돌기에 의한 척주의 고정을 잃은 불안정상태에 놓여 있기 때문에 척추활(미끄럼) 전구증(前驅症)이라고도 한다.

발생의 성인(成因)은 선천성 발육장애와 후천성 외상을 들수 있다. 이에 대하여 神中교수는, 하관절돌기에 역학적부하(力學的負荷)가 이상적(異常的)으로 작용하여 골개변증(骨改變症), 또는 잠행성골절(潛行性 骨折)을 일으켜서 분리되는 후천설을 중요시 하고있다. 발생부위는 주로, 제5요추궁(第腰椎弓)에서 볼 수 있으나, 때로는 제4요추 또는 더욱 위에 있을 수도 있다.

척추분리증의 증상은 일반적으로 강렬한 증상을 나타내진 않지만 때로 완고한 지속성 요통을 일으킨다. 그 아픔은 척추를 사후방으로 신전(伸展)하면 강해진다. X선은 45도 사후측면상(斜後側面像)을 보면, 추체중앙부(椎體中央部)에 개(犬)모양을 닮은 상을 볼 수 있으나, 그 개의 목부분에 해당하는 곳에 골질상을 볼 수있다.

척추활증은 척추분리증을 전제로하고, 분리한 추체가 상위의 척추를 없은 채로 운동, 그밖의 외력에 의해 전방으로 미끄러져 나온 것이다. 추체의 미끄럼이 일어나면 추간연골의 변형과 협소화가 생겨 추체후연에 뚜렷한 속형성을 보게 되고 좌골신경을 압박하는 원인이 된다. 또 분리가 없더라도 관절돌기의 관절면(關節面)이 정상적인 경사(傾斜)를 잃고 시상면(矢狀面)에 가까워지면 미끄럼증을 일으킬 때가 있고 이것을 가성(假性) 척추활증이라 하지만, 그 원인은 분명치 않다. 이것은 하관절돌기의 아탈구(亞脫臼), 혹은 주위에 형성된 반흔성유착(瘢痕性癒着)에 의해 신경근을 압박하여 아픔이 되는 것이다.

척추활증의 증상은, 극돌기(棘突起)를 피부위에서 건드리면 상위척추가 전방으로 이동하고 하부척추는 후방에 있어, 극돌기열(棘突起列)은 계단장(階段狀)이 되는게 특징적이다. 자각적으로 요통좌골신경통이 있고, 때로는 현저한 신경근압박증상을 일으켜, 지각장해 보행력저하등이 있고, 무거운 증세로 방광, 직장장해 양하지마비를 가져오는 것도 있다, 가성추활증에서는 좌골신경통의 출현율이 높고, 그밖에 대퇴사두근(大腿四頭筋), 전경골근(前脛骨筋)등의 근력감퇴(筋力減退)가 있다. X선상은 좌우상으로, 분리된 척추가 상위의 척추를 없은체로, 미끄러져 나온것을 볼 수 있고, 추간연골의 협소화, 뼈의 경화상(硬化像)속형성 등이 있다. 가성척추활증에서는 관절돌기관절의 변형상 여러가지 정도의 전방아탈구를 볼 수 있다.

요선관절(腰仙關節) 선장관절(仙腸關節)의 외상(外傷)

요선관질은 체중을 지탱함과 함께 중량물을 들면 모두 이에 부하(負荷)돼, 보다 고도의 가동성을 필요로 하고 있다. 더구나 선추(仙椎)의 관절면은 전하방(前下方)으로 경사되어 있기 때문에 인대(靱帶)는 항상 강한 긴장하에 놓여있다. 여기에 급격한 외력이 작용하면 추간연골의 탈출 또는 변성이 쉽게 일어나, 좌골신경통의 원인이 된다.

또 고관절(股關節)의 질환, 하지의 이상, 임신, 직업상의 특수한 자세등은 요선관절의 장해를 일으켜 발증의 원인이 된다.

선장관절은 그다지 가동상을 필요로 하지 않지만, 강한 경사면에 접촉되어 체중을 부하하기 때문에, 단단한 인대에 의해 고정되어 있다. 따라서 요선관절만큼 장해를 받을 기회는 적으나, 강력한 외력이 작용하면 관절, 인대에 장해를 일으키게 된다. 동통이나, 운동통을 나타내며, 전부(殿部), 대퇴의 모든 근에도 긴장을 주어 좌골신경의 경로에 아픔을 나타내게 된다.

2. 척추부의 비외상성 질환(脊椎部의 非外傷性疾患)

변형성 척추증 (變形性 脊椎症) spondylosis doformans

추간연골의 퇴행변형(退行變形)을 주체로 하는 소모성 질환(消耗性疾患)으로 항상 접하는 기회가 많은 병변이다.

추간연골은 청년기를 경계로 해서, 연령이 더해 갈수록 수분(水分)을 잃어 변성에 빠지는데, 50세대의 사체해부에서 이미 87%의 변성을 봤다 한다.

또 젊은 자라도, 과로, 외상등에 의해 변성되는 수가 있다. 이와같은 변화를 추간판변성 또는 추간연골증(chondrosis intervertebralis)이라고도 한다. 이것이 오래 계속되면 추간연골은 협소화를 일으켜, 추체변연부(椎

體邊緣部)에 뼈의 증식(增殖)이 생긴다. 또 선유륜(線維輪)의 단열 석회침착, 추체연골판의 파괴, 관절돌기의 변형성 관절증등을 일으킨다. 또, schmorl 연골결절(軟骨結節), 구루병에 의한 원배(圓背), 류마치, 그외의 염증성기전으로도 추간연골의 변성을 일으킬때가 있다.

증상은 완만부정하여 장구한 세월에 걸쳐 소장하는 요통이 있고, 그 요통은 안정, 입욕(목욕)에 의해 소실되며, 운동, 또는 과로로서 증강된다. 요추하부의 추체후연 혹은 후관절돌기에 뼈증식이 발생하여, 신경근을 압박하면 좌골신경통이 된다. 또, 신경근 주위에 유착이 생겨도 신경통의 원인이 된다. X선에서는 추체에 골속(骨棘)이 되며, 추체연의 융기(隆起)된 골제(骨堤)를 볼수도 있다. 몸을 강제적으로 전후로 꾸부린 측면상에서는 추체의 벗어난것을 볼수 있다.

척추골조송증(脊椎骨粗鬆症) Vertebral osteoporosis, Wirbelosteoporose 담백대사 장해에 의한 것으로서, 골질내에 있어서의 조골세포(造骨細胞)의 기능부전이다. 그 원인으로서는 물리적인자(物理的因子)로서, 골절, 수술, 결핵, 만성관절류마치등으로 안성을 계속할 때 일어나며 (폐용성골조송증——廢用性骨粗鬆症), 영양적인자(榮養的因子)로서 영양불량, 소화관의 흡수장해 신장해(腎障害)에 의한 담백질의 대량배설, 비타민 C. D 의 부족에 의해 일어난다. (기아성골조송증——飢餓性骨粗鬆症). 내분비적인자(內分泌的因子)로서, 뇌하수체전엽종양(腦下垂體前葉腫瘍), 부신피질질환(副腎皮質疾患)의 Chshing 증후군(담백분해홀몬과잉——蛋白分解홀몬過剩)에 의해 (쿠싱병성골송증), 도 부갑상선기능항진(副甲狀腺機能亢進)에서도 나타나, 난소기능저하에 원인을 둔, estrog n 분비감퇴에도 나타난다. (폐경후골조송증——閉經後骨粗鬆症).

그외, 골수종(骨髓腫), 암(癌)의 골전이(骨轉移)에 의할때도 있다. 가장 중요한 것은, steroidhormones 의 감퇴가. 조골세포의 활성도를 감소시키는 노인성골조송증(老人性骨粗鬆症)으로, 작은 외력에도 압박골절을 일으키기 쉽다.

추간연골의 탄력성이 보존되어 있으면 추체는 이에 압박 당하여 중앙부가 함凹(陷凹)하여 어추(Fischwirbel—魚椎)가 형성된다.

증상은 척추가 뒤로 꾸부러져 신장(身長)이 짧아지고 요통이 있으며, 때때로 좌골신경통양증상(坐骨神經痛樣症狀)을 띤다. 그 동통은 운동에 의해 증감된다. X선학적으로 탈석회상태(脫石灰狀態)를 띠며 주로, 걸리는 곳은 척추, 다음이 늑골, 골반이다. X선상은 골량(骨梁)이 불명료 해지기 때문에 뼈는 불투명유리상이 된다. 추체는 수평으로 뻗은 골량이 메말라 윤곽은 선명해지나, 진행하면 추체는 무구조(無構造)가 된다.

급각도선추(急角度仙椎) sacrun acutum

선골의 전경(前傾)이 정상보다 지나치게 강하여 요추 앞굽이(前灣)가 고도로 된것이다.

선추와 요추가 후방에서 교차되는 각도가 정상보다 작아 Junghans에 의하면 제5요추전연과 제1선추전연과의 각도는 평균 129도 (112~156°)이기 때문에 (도18)이 보다 훨씬 작을 때는 위로부터의 하중(荷重)이 요전부의 인대(腰殿部의 靭帶)·근육에 강하게 미치게 된다. 그 결과 근과긴장(筋過緊張)에 의한 요통, 전부통(殿部痛), 하지에의 방산통(放散痛)을 나타낸다. 그러나 신경통의 원질환이 불명하다는 이유로 아무렇게나 이것을 원인으로 생각해서는 위험하다.

척추측만증 Skoliosis(脊椎側灣症)

이 증세는 선천성과 후천성이 있다. 선천성측만증은 기형(畸型)인

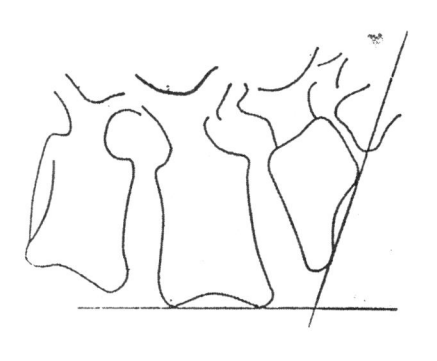

圖 16 急角度仙柱(仙骨角 平均 129°)

편추(片椎)가 척추의 한쪽에 설상(楔狀)으로 끼어들어 일어나며, **또 추**체의 발육이상에 의해서도 볼수 있다. 후천성측만 증에는 체위를 부자연한위 치에 오래 두는 습관성측만 증이있다. 또 선천성고관절탈구(先

天性股關節脫臼), 병적고관절탈구(病的股關節脫臼), 하지골골절(下肢骨骨折)에 의한 한쪽다리 단축에 의해 골반의 측방경사를 일으킨 차적측만이 있다. 이것들의 결과 관절, 연연부조직의 불균형, 근과긴장, 과로 등이 요통을 일으켜 골반은 凸측에 이동한 것 같이 보이며, 凹측의 고관절은 돌출한다.

그러나 조그마한 단축으로는 요통이 안되며, P. S. George에 의하면, 각장차(脚長差)가 약 15mm 이상일때라고 한다.

요통이 심하여지면, 진부하지에, 방산통을 나타내는 경우도 있다.

요선이행추(腰仙移行椎) lumbosacral transitional vertebra, Lumbosacraler Uebergangswirbel.

제5요추의 선추화 혹은 상위선추의 요추화를 말하나 전자가 가장 많다. 선추화는 제5요추의 횡돌기(橫突起), 늑골돌기가 길고 크며, 선골 또는 장골(腸骨)과 접착하여 관절형성, 유합(癒合)등을 일으킨 것이다. 그 결과 연부조직의 압박, 기계적 염증 때문에 요통이 되며, 횡돌기의 전후경(前後徑)의 비대는 좌골신경통을 일으킨다고 하는 사람도 있다. 그러나 보통 그다지 불균형한 발육을 일으키는 일은 드물다고도 한다. 또 이 횡돌기가 접촉, 유합하는 것을 리차—드병(Riehard, 1919년)이라 하고 횡돌기의 절제(切除)를 한때 행하는 수가 있었다. 그러나 神中 교수에 의하면 횡돌기 비대는 시체 해부에서 18.1%, 건강인에게서 16.9%, 요통환자에서 16.5%에게 나타나므로, 병인으로서의 의의는 없는 것으로 생각되고 있다.

척추가리에스 spondylitis tuberculose, Spinal caries.

이 증세는 폐결핵의 초기변화군(變化群)을 지나서부터 특히 흉막염(胸膜炎)을 선구(先驅)한 다음, 제2기 견핵으로서, 혈행성(血行性)으로 척추를 침범하는 것이다. 근년 화학요법의 진보에 의해 결핵성질환은 감소했지만 뼈의 견핵중에는 이 증세가 비교적 많다.

척추가리에스에서 좌골신경통과 관계가 있는 것은 요추의 가리에스로 그 초기에는 요통 또는 좌골신경통으로서 나타나, 요추의 외형변화 또는 농양(膿瘍)등을 발견함으로써, 그 원인이 가리에스임을 아는 경우가 적지 않다. 요추가리에스에 의해 좌골신경통을 일으키는 것은 뼈의 파괴에의 한추간공의 협소화, 부골(腐骨) 또는 결핵성육아조직(結核性肉芽組織)에 의한 신경근의 압박, 괴사추간연골(壞死椎間軟骨)에 의한 신경근의 압박신경은 주위에 발생하는 반흔성유착(瘢痕性癒着), 농양(膿瘍), 형성에 의한, 신경간(神經幹)의 직접압박 등을 생각할 수 있다.

그 증상가운데, 동통과 척추운동제한은 가장 초기에 나타나는 것이다. 동통에는 자발통, 구타통(叩打痛) 및 압통이 있고, 자발통은 나환주(罹患椎)에 일치하여 둔통이 나타나, 신경근이 자극되면 요통 또는 좌골신경통이 된다.

구타통(叩打痛)과 압통은 罹환부에 따라서 나타나지만 만성기에 들어가면 소실된다. 이 구타통, 압통은 요추 또는 주위조직의 과민에 의한 것과 카리에스에 의한 것을 감별하지 않으면 안된다. 요추의 운동제한인 척추경직(脊椎硬直)은, 허리를 앞으로 구피면 요추의 운동이 원만치 않아, 고양이등처럼 둥글게 안되고 굴곡은 오로지 고관절과 흉추에 의해 행하여 진다. 척추경직의 초기의 것은 요근의 반사성긴장인데, 진행되면 척추자신의 유착에 의해서 경직을 일으킨다. 척추의 외행변화로서의 요척부의 생리적전만(前灣)이 약간 증강 또는 반대로 감퇴되는 것은 초기증상으로서 묵과할 수 없는 것이며, 정도가 진행하면 상하추체는 적축하여 속돌기는 뒤쪽으로 돌출하여 변화는 현저하여진다. 한성농양(寒性膿瘍)이라하고, 농즙(膿汁)의 자중으로 조직내로 흘러서 몸 표면에 나타나는 것을 유주농양(流注膿瘍)이라한다. 유주농양으로 때때로 볼 수 있는 것은 장골설농양(腸骨窩膿瘍)으로 이것은 고관절의 굴곡만축(屈曲灣縮)과 아래쪽으로 방산하는 동통을 나타낸다. 장골전농양을 검사하는 데는 검측을 상(上)으로 하여 측와위(側臥位)를 취하고 엄지 손가락을 뺀, 양쪽 8지로 장골설에 따라 손가락을 진행시키면 농양이 있으면 깊이 진행치 않고, 파동을 만진다. 더욱, 좌골신경통과 관계가있는 농양은 슬설(膝窩)에 볼수 있는 슬설농양, 전부(殿部)에 나타나는 좌골대

되능양이다. 그밖에 병소부(病巢部)에 일치한 운동마비 지각장해를 수반하게되면, 진단은 명확하다. X선상은 진단상 중요하지만, 초기에는 음성이며, 대부분은 4~6개월에서 양성이 된다. 그 상은 처음 추체상연 또는 하연의 전방에 침식(侵食)과 추간강(椎間腔)의 협소가 보이며, 더욱진행되면 추체는 압박되어 편평(偏平)이 된다.

선장관절염(仙腸關節炎) Sacroilitis, Sakrocoxitis.

선골과 장골의 관절부는 하내측(下內側)에서 총요선부신경(叢腰仙部神經)을 하기 때문에 이 부분이 결핵, 류마치스에 걸리거거나 또는 외상을 받으면 처음 좌골신경통을 나타내며, 섰다 앉았다 하는 동작에 의해 요선부에 동통이 있다. X선상은 좌우의 선장관절을 비교하면 환측은 골연 또는 그 주변에 음영(陰影)을 나타낸다. 이때 장내개스와의 감별이 필요하다. 염증의 원인이 결핵일 때는 청년 이후에 많고, 만성으로 발병하고 후에 요선부의 한성농양을 만든다. 이 관절부는 해부학적으로 직접압통을 구할 수 없지만 국소에 개달통(介達痛)을 나타낸다.

척추종양(골반, 대퇴골의 암) Spondylo tumor, Wirdelgeschwülste

척추의 양성종양(良性腫瘍)은 드물고 대부분은 악성종양으로 그 가운데 암종(癌腫)은 가장 많고, 육종(肉腫)은 그 다음이 된다.

암종은 대개가 전이성(轉移性)이며, 골암의 원발소(原發巢)는 폐암에 의함이 많으며, 소화기, 비뇨기, 생식기 등에서도 전이한다.

육종도 대개는 전이성이지만, 원발성도 있다. 양자 다같이 추체를 범할때가 많고, 추체를 파괴하고 편평을 이루지만, 추간관은 오히려 팽대하는 것이 특징이다.

하위요추종양의 증상은 요선부의 자발통, 좌골신경통이 주체로서, 운동시 또는 주야의 구별없이 완고하고 강한 동통을 나타내는게 특징이다 속돌기의 구타통(압통), 척주의 완곡이 있고, 병상이 진행되면 운동지각장해가 일어나며, 방광, 직장장해도 이르킨다. X선상은 추체의 암종에 있어서는 위축하고, 편평이 되지만 추간강의 축소를 볼수 없음이 척추가리에스와 다른 점이다. 육종에서는 피괴된 부분은 투명하다. 골반및 대퇴골의 암도 대개는 폐로부터의 전이암으로 나타나며 발생부위에 따라 좌골신경을 압박하면, 완고한 동통을 이르키기에 이른다. X선에서는 침식된 상을 본다. 이들 악성종양에 의한 좌골신경통은 침구에 의해 동통이 경감되어도 대개는 곧 재발하여 근치되지 않는다.

3. 척수부(脊髓部)의 질환

척수종양 Tumors of the spinal cord Rückenmarkstumor

척수종양은 노이리노오프 구리오−브, 그외 여러가지가 있고, 발생 도수가 적기 때문에 안보일메가 있다.

그 증상은 동통을 갖이고 시작한다 할 수 있을 정도로 초발증상은 아픔이 주체가 된다. 이 신경근 자극증상이라 풀이 되는 동통은 종양의 척수고위와 일치될 때가 많다. 동통은 기침, 재체기능의 복압(腹壓)에 의해 증강되며, 처음 한쪽에 일어나지만, 후에는 양쪽으로 퍼져 더욱 확대되면 동통역(疼痛域) 가운데, 무통력(無痛域)—동통성 지각탈실—을 일으켜, 결국에는 척수증상의 출현이 된다.

특히 척수하단에 있는 마미(馬尾)에 종양을 이르키면 오래동안 요통 및 좌골 신경통만으로 경과하여, 마비의 발전이 늦어진다. 때문에, 완고하고 격심한 동통이 장기간 지속될때에는 마비신경의 종양을 의심하지 않으면 안된다. 마비신경 종양은 추간판헤르니아와 감별이 곤란할 때도 있으나, 이 증상에서는 방광 또는 직장 장해가 있고 아끼레스건 및 슬개건반사의 감약 내지는 소실을 들수있다.

脊髓癆(Tabes dorsalis Rückenmarksschwindsucht)

척수로는 매독(梅毒)에 감연되어 수년내지 10수년을 지나서 일어나는 것으로 변성매독에 속하여 있다. 스페로헤−타의 직접작용이 아니라 여기에서 생성된 독소의 작용이라고 말하고 있다.

그 증상으로 초기에 나타나는 것은 신경통기(神經痛期)라고도 하며,

전격성(電擊性) 동통이 하지에 나타나는 수가 많다. 발가락끝 특히 발의 제4,5지에 소상감(搔痒感) 또는 둔감(鈍感)을 이르켜 슬개건반사와 아끼레스건반사가 소실된다. 또 기립하여 눈을 감으면 신체가 동요(Romberg 현상)하는 것은 초기에 볼수 있는 증상이다. 더욱이 반사성 동공경직증(反射性瞳孔硬直症)이 따르면 진단은 결정된다. 진행하면 운동실조기에 들어가 보행은 불확실 곤란해지고, 일종 독특하게 던져내는 듯한 계보행(鷄步行)은 한다. 더욱 진행하면 마비기에 들어가 근긴장의 감약에 의해 하지를 뻗친채 고환절을 굽혀서 머리에 접근시킬 수 있게 된다. 결국에는 통각둔마(痛覺鈍麻), 방광직장장해등을 이르키기에 이른다.

척수막염 spinal meningitis

급성과 만성으로 광범하게 오는 척수막염은 신경근이 자극되어 동통을 나타내는 수는 있으나, 그밖의 중요한 증상이 전면(前面)에 나타나기 때문에 진단은 용이 하다.

좌골신경통으로서 의의가 깊은 것은 한국성(限局性)척수막염 meningitis spinalis circumscripta 으로 척수의 연막(軟膜), 거미膜, 경막(硬膜)등에 유착이나 비후를 이르키는 것이다. 아르래기성의 유착, 급성전염병, 기억할 수 없는 외상등에 의한 것을 일차성(一次性)이라 하나 그 원인에는 의문이 있는 외상후 일정기간 후에 이러나는 것, 메로그라휘 시행후에 이러나는 것, 그의 매독, 결핵, 종양, 척수염을 수반하는 것을 이차성(二次性)이라 한다.

증상은 영속성의 요통과 좌골신경통을 이르키고 운동마비도 차차 나타나서 경성마비(痙性麻痺)을 가저오는 일도 있으나, 완전 마비까지는 이르키지 않는다. 건반사는 보통은 충진하는게 통상이고, 지각마비도 때매 나타난다. X선상의 단순사진에 있어서는 특유한 변화는 안보이나 메로그라프에 의하면 유착성 척수막염은 불규칙한 점상(点狀), 빙주상(氷柱狀)의 정유(停留)를 나타내며, 고도일때는 통과장해를 볼수 있다.

4. 연부조직질환(軟部組織疾患)

류마치 Rheumatism, Rheuma

류마치는 류마치열(급성관절 류마치)와 류마치양 관절염(만성관절 류마치)의 양자가 있고, 신경통과 관계가 있는 것은 후자이다. 류마치양 관절염은 관절에 있어서 만성의 채질적 질환으로 활액막(滑液膜)과 관절주위의 조직이 염증변화와 위축 및 희박화(稀薄化)를 일어킴이 특색이다. 이 증세는 결합조직의 膠원질(膠原質)이 침범당해, 膠原病의 일종으로 되어있다. 증상은 대부분 잠행성(潛行性)으로 발병하며 처음 하나의 관절이 침범당해 다음으로 다른 관절로 유주성(遊走性)으로 미쳐, 좌우양측이 대칭적으로 장해 당한다.

그러나 보통은 관절의 장해가 현저하다 하더라도 신경통을 이르키는 일은 드물지만, 선장관절(仙腸關節), 하부요추간의 인대 또는, 신경근부주위 조직에 류마치성 병변을 이르키면, 염증, 부종, 종유착등에 의해 좌골신경통양증상을 나타내게 된다.

근경직 muscle spasm

근스파슴은 척추의 구축적약점(構築的弱点), 추간판변성, 척추질환등에 의한 안정성결여(安定性缺如)에 대한 대상성경직으로 나타나며, 또 내장으로부터의 반사성경직도 볼 수 있다. 또 교감신경(交感神經)의 기능촉진은 척수의 동통수용계(疼痛受容系)의 흥분을 높혀서, 근경직을 증가시키는 것이 상상될 수 있으며, 또한 교감신경(交感神經)의 기능촉진은 척수의 동통수용계(疼痛受容系)의 흥분을 높여서 근경지를 증가시키는 것이 상상될 수 있으며, 또한 교감신계우위(交感神經系優位)는 영양혈관을 수축시켜, 신경의 영양대사를 장해하여 아품이 되는 것도 생각할 수 있다. 혹은 지배신경의 장해에 의한 신경원성(神經原性)의 근경지도 생각할 수 있다. 이것들의 원인에 의한 한국성의 근경지는 그

자체로서는 동통이 안된다 하더라도 그부분을 통과하는 신경간을 압박하면 아픔을 이르킨다. 특히 좌골신경은 대좌골공을 내려가 이상근(梨狀筋)의 하연에서 후하방을 통과하기 때문에 스파슴이 있으면, 좌골신경통 또는 전부(殿部), 대퇴후부의 동통을 일어키는 인자가 된다.

이것은 사각근증후군(斜角筋症候群)에 있어서의 상지의 동통과 같은 것이다.

근경직은 처음 자기보호적이 었던것이 자기 장해적으로 옮긴 것이라 할 수 있다.

근부종 edema of muscle

R. A. Robers등은 근의 기계저 손상, 과신전, 과긴장, 염증등에 의해 동통이 일어나는 것을 주창하고 있으나 이것들에 의해 부종을 이르켜 그 부종자신에 의한 기계적, 화학적 자극에 의해 지각신경을 자극하여도 아픔을 일어킨다. 또 이 장액성(漿液怨) 삼출(滲出)이 존속하면 결합직염(結合織炎), 근의 구축(拘縮), 근막의 비후유착등을 일어켜도 동통과 관계한다. 그위에 결합지염에 의한 동통도 부종과 깊은 관계를 갖고 있다.

이밖에 부종에는 황인대의 과긴장성 부종 때문에 좌골신경근을 압박하는 직접적인 기계적 원인에 의한 신경통도 생각할수 있다.

飯野(飯野三郎)교수는 이와 같은 부종에 대하여 푸로카인주사를 하면 아픔이 소실되는 것을 알수 있는데, 실제는 바늘을 쩌른것 만으로 부종이 경감하는 사실로 봐서 일본고래의 침법에는 지각신경 또는 자율신경에 대한 영향 이외에 바늘을 쩌른 직접적인 효과는 있을 것이라고 말하고 있다.

인대이완증(靭常弛緩症) ligament relaxation

인대는 지속적이며, 강력한 긴장하에 두어지면, 인대선유(靭常線維)의 이완이 일어난다. 또 인대는 뼈에 접하는 점이 약하기 때문에, 외력이 가해지면 이 부분이 절단되기 쉽고, 이의 수복력(修復力)이 불충분하면 인대와 뼈의 접착은 한층 약해진다. 이것을 인대이완상태(靭帶弛

緩狀態)라고 부를 것을 G. S. Hachett (1958년)가 제창해 주의를 환기시키고 있다.

이때 인대는 신전해도 인대에 있는 풍부한 지각신경은 같이 늘어나지 못하기 때문에 비정상적인 자극으로 동통이 된다. 여기서, 이 이완인대(弛緩靭帶)의 당기여진(牽引) 상태를 늦추어주면 동통이 소실될 것이다. 따라서 이 증세는 인대의 과긴장 과로를 갖어오는 조건들이 원인이 된다. 예를들면 중요(中腰)에서 무거운것을 들어올렸을때, 허리를 비틀었을때, 자동차의 급정차, 충돌, 직업적으로 인대를 과도히 긴장시키는 작업을 되푸리할때, 임신, 마취하수술중인 체위등에서 발증한다. 또 척추활(미끄럼)증, 추간판헤르니아·변형성척추증등이 있어도, 반드시 동통을 일어킨다고 할 수 없으며, 여기에 인대이완이 병발하기 때문에 동통을 일어킨다고 생각된다.

이 증상은 인대의 동통외에 신경통양의 반사성동통 또는 관련통(關連痛)을 나타낸다. 좌골신경통과 관계가 있는 하나하나의 예에 대해서 보면 후선장 단인대 (後仙腸短靭帶) ─仙骨上部와 後上腸骨棘── 의 이완에서는 체간의 전굴(體幹이 前屈), 회선(回旋)에 있어, 요통과 대퇴 후면의 외측에서 하퇴상부 외면에 관련통이 있다. 후선장장인대(後仙腸長靭帶) ─坐骨下部와 後上腸骨棘── 에서는 대퇴 및 하퇴의 후외측에서 새끼발가락, 발바닥의 외측부에 이르는 관련통이 있다.

선결절인대(仙結節靭帶)──仙骨과 坐骨結節──, 선속인대(仙棘靭帶) ──仙骨과 坐骨棘── 의 이완에서는 요통과 하지후면의 내측부에서 뒷굼치에 걸처, 관련통을 나타낸다. 장골대퇴 인대의 이완에서는 대퇴 후면에서 화퇴외측 발등(足背)에 걸처 관련통을 나타낸다. 이들의 동통은 인대부만의 경우와, 관련통만의 경우가 있다.

X선상에 이상이 없으면 진단은 확실성이 있고, 해당인대에 푸로카인액의 국소마취를 하고, 동통이 소실되면 한층 확실하다.

근, 근막성요통(筋, 筋膜性腰痛)

요부에 있어서 연부조직(軟部組織)의 동통을 주로 나타내는 질환중에

피신경이 근막열격(筋膜裂隔)을 통과하는 부문에 있어서 근, 근막에 어떤 병변이 있어 동통을 일어키는 것을 諸葛(諸葛武文) 교수는 독립질환으로 보고 했다. 이 증세는 신경속(神經束)이 근막열격구(筋膜裂隙口)에 있어서 교착선추(膠着線維)의 이상증식으로 압박을 받아 또는 반혼(瘢痕)이 당기며 동통이 된다고 한다. 또 초발때의 격통은 주관성침윤(周管性浸潤)에 의해 신경종말의 화학적 물리적 자극, 또한 힐류(血流)의 장해도 가미된 동통일 것으로 말한다.

그 발증은 중량물을 들어올릴때, 작업중 급격한 체위의 변환때, 허리를 비틀은체 삗칠때, 또는 정력학적(靜力學的)인 영향, 밝혀지지 않은 원인에 의해 만성적으로 발생한다.

그 증상은, 급격한 것일때는 건측凸의 요축측만을 나타내며, 허리를 앞으로 굽히면, 동통은 증강하지만, 뒤로 굽히면, 거진 정상인 것이 특징이다. 압통은 제3요추 행돌기의 외측, 또 제4요추 행돌기와 장골의 전부(殿部)중앙등에 볼수 있고, 또한, 대퇴후면의 반건양근(半腱樣筋) 대퇴이두근(大腿二頭筋)에도 동통, 압통을 나타내지만, 좌골신경주로상(坐骨神經赴路上)에는 압통이 없다.

때로는 환부의 피부에 지각둔마 발한억제(發汗抑制)를 볼때가 있다. 만성에서 발증한 것에는 자발통이 가볍고, 체간의 전굴(前屈)때, 혹은 오래 굽힌체 있었을 때에 강하게 되며, 압통점은 앞에말한 급격한 것과 같다. X선에서는 대부분의 것에서 소견을 볼수없다. 이 증세는 앞에말한 인대이완증과의 관련성을 생각할 수 있다.

신경의 압

신경속이나 신경간의 주위에는 이에 잇달아 상당히 넓은 임파강(淋巴腔)이 존재하는 모양으로 여기에 암의 침윤이 원발소(原發巢)에서 연속적으로 일어나, 또는 임파강에 전이하여 암세포의 침윤이 일어나면 격열한 동통이 나타나게 된다고 久留(久留 勝) 교수는 말하고 있다. 특히 직장암, 자궁암등의 골반내장기의 암은 대좌골공 부근의 암세포의 침윤이 생기기 쉽고, 더욱 이것이 선부(神經叢)에 파급하여 가장 강열한 동

통을左골 좌골신경로(神經路)에 이르킨다. 골반내장기암은 선골자체의
침윤이 이러날듯 생각되나, 실제로는 극히 적다. 그것은 골반내장근막
혹은 골반체벽근막(骨盤體壁筋膜)이 암침윤에 대한 강한 방벽을 형성
하기 때문으로 생각된다. 신경의 주위에 암전이를 이르키는 것은, 보통
암의 말기이기 때문에 진단은 보통용이하다.

5. 대사성질환

당뇨병(diabetes (mollitus) zuckerharnruhr)

본 증세는 과혈당(過血糖)과 당뇨를 주증으로 하는 질환으로, 舘石
(舘石 叔)교수는 당뇨병의 210 예중에 신경통의 병발을 17 예 보았다고
하고 그 병발은 증세가 중할수록, 또는 그 치료가 적절히 행하여지지
않았을수록 더욱 많았다고 한다.

당뇨병에 신경통이 일어나는 것은 혈중에 포함되어 있는 어떤 종류의
독성물질에 기인하는 것이라고 말하고 있다.

당뇨병의 발생기전(發生機轉)은 충분히 구명(究明)되어 있지않으나,
유전으로서의 선천적소인이 게제하는 외에, 몇가지의 후천적인자가 보
태여진다고 생각되고 있다.

유전은 약년성(若年性)당뇨병에 관계가 깊고, 선천적으로 Langerhans
도(島)가 적거나, 또는 기능저하 때문으로 이것들은 인슈링의 절대적
부족에 의한 당뇨병이다.

인슈링의 상대적부족에 의한 당뇨병에는 몇가지의 종류가 있다.

우선 비만(肥滿)과 향노성(向老性) 당뇨은 상대적 인슈링부족에 관계
가 깊고 대사에 많은 인슈링을 필요로 하는 결과 이 증세가 일어난다고
생각된다. 내분비계로서 하수체전엽홀몬은 인슈린과 결항적작용(拮抗的
作用)이 인정되어 있고, 이것은 당뇨야기성(惹起性)홀몬과 ACTH가 있
어 전자는 성장홀몬과 같아 말초성에 인슈링작용을 억제하는 것으로 생
각되며, 후자는 부심(副腎)의 당질홀몬의 분비를 증가시킨다고 생각되

다. 또, 갑상선 기능축진도 당뇨병을 악화 시킨다. 파-킹소니슴에 볼 수 있는 당뇨도, 간뇌(問腦), 하수체계의 장해가 생각된다. 또 식량사정이 나쁜 전겡중에는 당뇨병이 격감한 점을 봐서, 식생활도 이 증세와 관계가 있다고 생각된다.

증상은 초기에는 비교적 적고, 뇨 혹은 혈당의 검사에서 알때도 많다 따라서 이 증세는 과혈당과 뇨당이 장기간에 걸처 존속하는게 유일의 특징이 되는 수가 있다. 처음의 자각증세는 약년성당뇨병에 있어서는 조갈(煩渴), 다뇨(多尿)가 있고 중년 이후의 당뇨병에서는 냉감(冷感) 불민, 신경통, 다식, 시력감뇌(백내장, 강막염), 조갈, 다뇨, 야뇨, 체중감소, 건반사소실, 搔痒症, 陰痿, 무월경, 癤症등을 나타내지만 전신의 탈력감, 피로감이 유일한 증세가 될때도 있다. 신경통은 경로가 진 좌골신경이나, 상지에 일어나는게 많다. 증세가 진행되면 체중의 감소를 나타나는게 많고, 조갈·다뇨는 악화하여 동맥경화, 動脈硬化의 합병(合倂), 폐결핵의 병발등도 일어킨다. 중증에서는 산성증(酸性症)을 일으켜, 결국에는 당뇨병성혼수(昏睡)에 빠질때가 있다.

뇨당은 혈당가(血糖値)가 140~200mg/dl 이상이 되면 증명된다. 정성시험(定性試驗)으로서는 니-란델법에 의하면 감도가 좋고 (0.05~0.08 % 이상), 정량시험(定量試驗)은 Pavy ——限川——須藤법으로 계산한다. 반정량시험(半定量試驗)으로서는 포도당 산화산소시험법인 시험지의 색조변화로 조사한다. 이것은 용이하여 0.1%의 당도 증명된다.

혈당가는 정상자의 공복시에는 80~120 mg/dl (Hagedon-Jensen 법)의 범위내 이고, 당뇨병에서는 공복시 140 mg/dl 이상이 되며, 식후는 혈당 최고상승가 200 mg/dl (예외는 있으나)로 된다. 또 과혈당이 지속시간도 연장된다. 건강자의 식후의 정상가회복은, 정맥혈에서 2시간 이내, 모세관에서 3시간 이내 이다.

비타민 B₁ 결핍증(avitamine B₁)

비타민 B₁ 의 결핍증으로 대표적인질환은 각기(beriberi) 이지만 백미를 상식하는 주민에게 많은 것으로 알려져 있다. 이 증세는 유인으로서 고온다습, 과도한 운동, 정신적과로, 전염성질환(디프스·적리·인푸렌자, 그외)등을 들수있고, 그밖에 약년자(15세～30세), 학생, 직업인등과도 관계가 있다.

비타민 B₁ 부족에 의한 각기성신경통의 기전(機轉)에 대해 中(中脩二)교수는 대사성동통이란 말을 제창하고 있다. 즉ˇ 근, 신경의 자발적 동통을 일으키는 작용점은, 언제나 일정한 효소계(酵素系)에 의한 것으로 신경의 이상 대사로서 직접관계가 있는 부분은 말단시납푸스의 구조라고 한다. 그 신경말단부의 막면(膜面)은 얇게 되어 있어, 이 부분은 신경활성막면(神經活性膜面)의 투과성에 의해 기능적대사를 행하고 있다

유수신경(有髓神經)——예를들면 좌골신경——에 있어서는 란비르의 문륜부(紋輪部)는 활성막면이 노출하여 체액과 접촉하여, 여기서 화학적신진대사를 행하고 있으나, 비타민B₁ 의 부족에 의해 초성(焦性) 포도산의 축적에 의해 동통을 일으켜, 또 피로 내분비이상, 각종독 소등도 신경말단부의 대사이상을 일으켜 신경통양동통이 된다고 한다. 국소마취제에 의한 동통의 진정작용은 신경활성막에 작용하여 일시적으로 이를 정지시켜, 시납프스를 기능적으로 절단하기 때문이라고 생각되고 있다.

각기의 증상은 환자 스스로 알아차리지 못하는 경증의 것으로부터 순환기능부전에 의해 죽음의 전기를 잡는 중증까지 여러가지 이행형이 있다. 근년에는 전형적인 각기보다는 증상을 나타내지 않는 잠재성B₁ 부족 또는 각기 준비상태로서 신경염증상 또는 신장맥관증상의 일부가 나타나는 부전형 내지 경증각기를 보는 기회가 많아졌다. 이것은 식욕부진, 위부팽만감, 입술 또는 하지의 저림, 신경통양동통, 하지권태감, 전반사축진, 비복근악통(腓腹筋握痛), 맥의 불안정, 최저혈압의 하강, 심탁음계 우상방확대(心濁音界右上方擴大), 心尖第一音不純(심첨제일음불순), 제2폐동맥음 축진 등을 들수있다.

청장년의 어깨저리는병, 요배통도 B₁ 부족을 의심할 필요가 있다.

정형적인 증세를 나타내는 것을 보면, 부종증은 우혈성 심부부전(憂血

性心不全)을 주증으로 하는 것으로 경골전연의 부종, 진행하면, 전신부종, 호흡촉진, 심계항진(心悸亢進), 심잡음등이 있다. 위축형(萎縮型)은 말초신경염의 증상이 주가되는 것으로 주행로의 긴 신경이 조기에 침범당해 좌골신경통은 이 형에 많다. 그 상태는 동통, 지각과민 지각마비가 있고, 다음에 근육의 마비, 위축, 반사소실, 운동실조등이 나타난다. 충심형(衝心型)에서는 심계항진, 호흡곤란, 입술, 사지말단의 치아노一제, 구토, 흉내고민(胸內苦悶)등 여러 증세는 악화한다.

제 4 장 발증의 부인(副因)

어떤 질병이 발병하는데는 중요한 인자가 영향을 주는 외에 이것을 조장하는 또다른 인자가 있는 경우가 많다.

좌골신경통에 있어서는 직접적인 중요한 인자인 주인(主因)외에 어떠한 조장인자인 부인이 보태여져 증상이 발현한다는 것은 당연히 생각할 수있는 것이다.

예를들어 불가역적인, 추간공협소라고 하는 원인이 나타나있는데도 불구하고, 전연 증상을 나타내지 않는 경우와 현저한 증상을 나타낼때 가 있는것은, 추간공 협소화라고하는 주인 외에 어떠한 부인이 작용했기 때문이라고 생각하지 않으면 안된다.

그래서 이 장(章)에서는 좌골신경통의 발병에 대하여 부인이라고하는 증명은 없다손치더라도, 그 발증을 조장시킨다고 생각되는 적당한 조건들을 들어 볼려고 한다. 그러나 이 장에 드는 모든 조건은 어떤 환자에 있어서는 그것이 유일한 원인이 되는 경우도 있을수 있고, 또 일방 전장에 든 질환의 얼마간이 중복되고 합쳐져서 주인과 부인을 형성하고 있는 경우도 생각할수 있는것이다.

1. 기 상 조 건

연 구 대 상

기상병이 중요한 위치를 차지하는것에 동통성질환을 들수있는데, 항간에서도 신경통은 일기에 지배당한다고들 말한다.

그러면 좌골신경통은 기상조건의 영향에 의해 병증에 변화가 일어나는 것일까.

좌골신경통은 작업의 경중, 주거의 적부, 의복의 좋고나쁨, 음식물의

종류, 치료의 방법등에 의해, 증상에 변화를 갖어온다는것은 일상 관찰
되어 오는 터이지만, 이러한 조건에, 특별히 격렬한 변화가 없는데도
불구하고, 돌연 수시간에 걸쳐서 증상의 악화가 나타나, 그 다음에 다
시 상태(常態)로 되돌아가는것을 때때 경험할때가 있다. 도 17 는 77 세

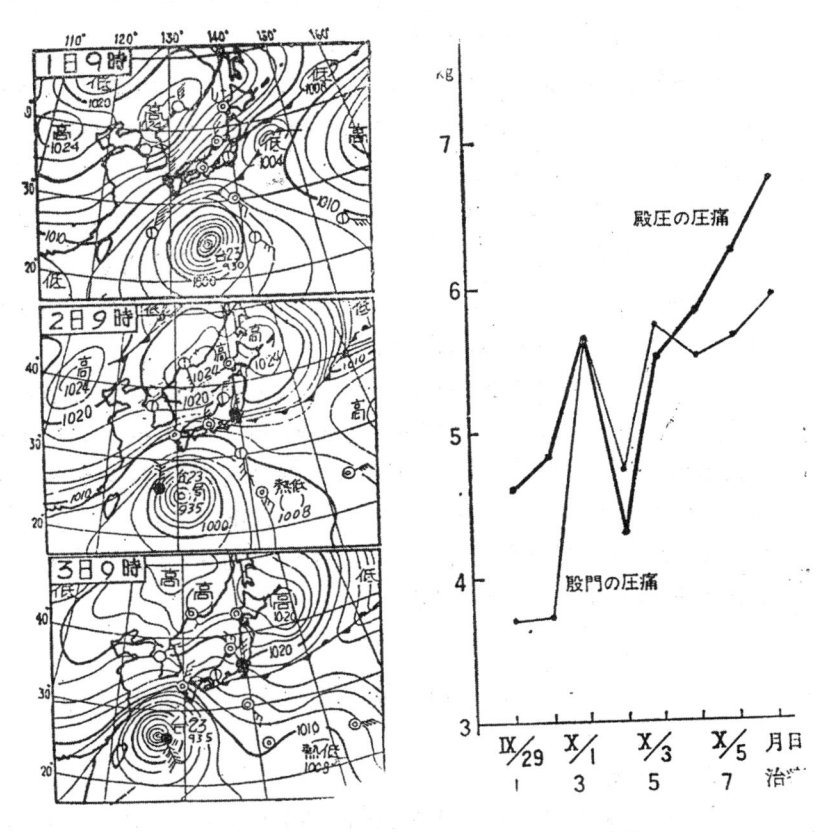

圖 17 기상의 변화와 증상 MK 우 77세 종합형

의 부인의 좌골신경통에 대해 관찰한 것인데, 전부(殿部)와 대퇴후면의
압통점을 대상으도 압통량을 측정하니까 10월 2일에 갑자기 동통이 증
가하여 그 다음날은 도로의 상대로 회복된 것이다.

그때의 기상도는 좌측과 같았다.

이와같이 생활조건 혹은 그밖의 특별한 변화가 없는데도 불구하고, 동통이 증강하는것을 일단 기상에 의한 변화로 생각하고 연구를 진행했다.

이 관찰은 1961년, 8월부터, 1963년 7월까지의 만 2년간에 걸쳐, 동경(東京)에서 행한것이다. 이 사이에 연구대상이 된 환자는 적을때가 3명, 많은날은 8명이였다. 그 가운데의 몇명이 동통의 증가가 나타났을 경우, 그것이 거의 동일시각에 일어난 것이라면, 1회로 헤아려 2년간에 있어서 동통증가의 회수를 조사한바 79회 였다.

기 상 요 소

기상이 생체에 미치는 작용은 여러가지 요인이 복합되어 있어, 이것을 단순한 기상요소로 취급하기는 곤란하지만, 현저한 조건이 일어난 날을 보면 다음과 같다.

우선 기온에 대해 도18과 같이 현저하게 고온인 날과 저온인 날을

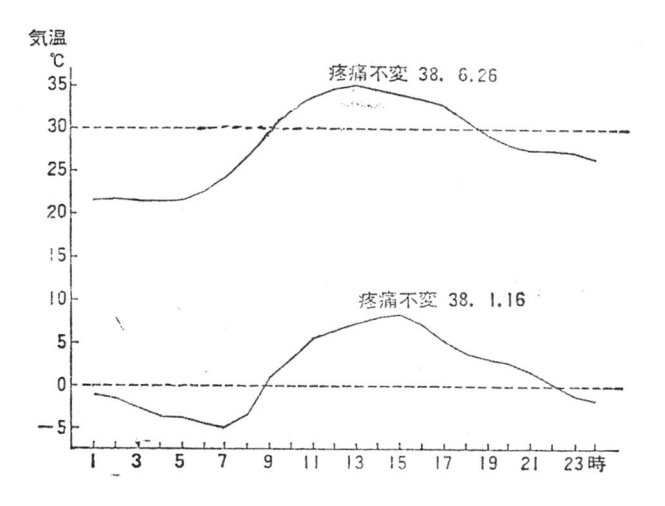

圖 18 氣溫의 經過

58

조사해보면 좌골신경통의 증상악화는 볼수없었다. 보통 기온이 저하하면, 추위에 의해 동통이 는다고 생각하지만, 이 도면에서와 같이 영하 4도C로내려가도 기온의 저하만으로는 동통의 악화는 관찰되지 않았다.

다음에 온도(상대온도)에 대해 조사해보면, 도 19와 같이 90%전후의 다습이 계속된 날이라 하더라도 또는 10%이하로 내려간 이상건조의 날을 봐도 특히 좌골신경통이 악화한 사람은 나타나지 않았다.

항간에 습도가 높아지면 아픔이 는다고하는 소리를 들을수 있지만, 이런 사실을 보면 습도가 얼마를 상승하든, 그것만으로는 병상악화의 조건이 될수 없음을 이해하게 된다.

기압에 대하여 2년간에 79회의 동통증가를 일으킨때의 값(値)을 보면, 도20과 같이 999mb에서 1011mb까지 사이에 있어, 평상기압과 대

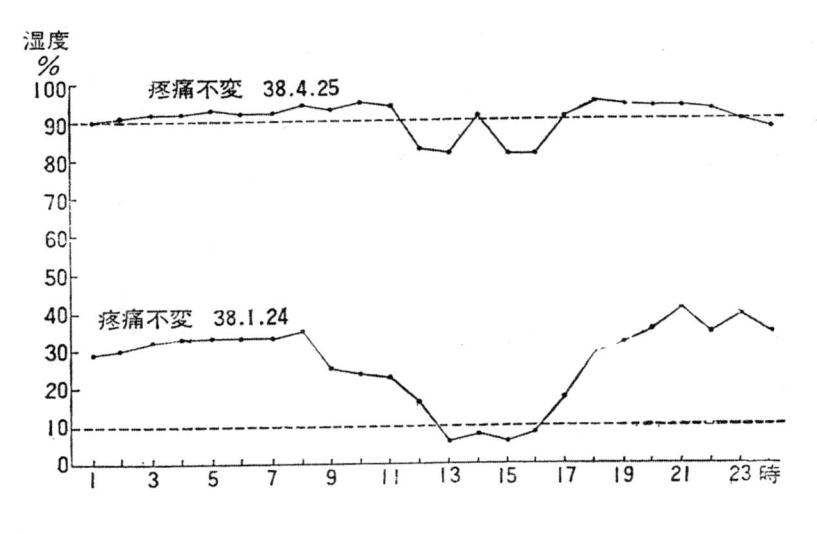

圖 19 濕度의 經過

차는 없지만, 동통증가시의 평균기압은 1011mb를 나타내고 있고, 도오꾜오의 년간평균기압 1014mb 보다는 조금 낮았다. 또 6월부터 7월까

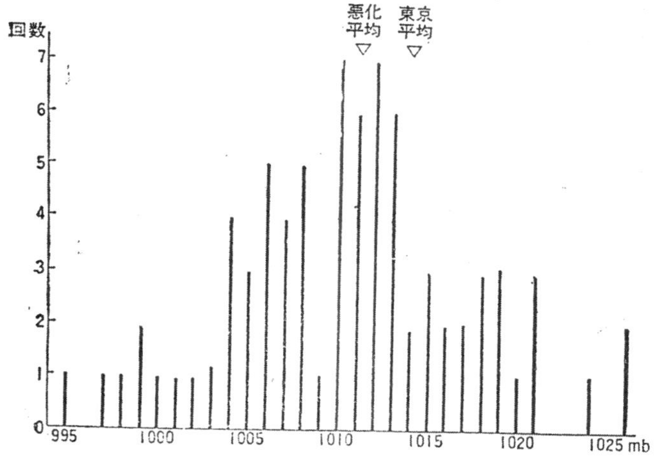

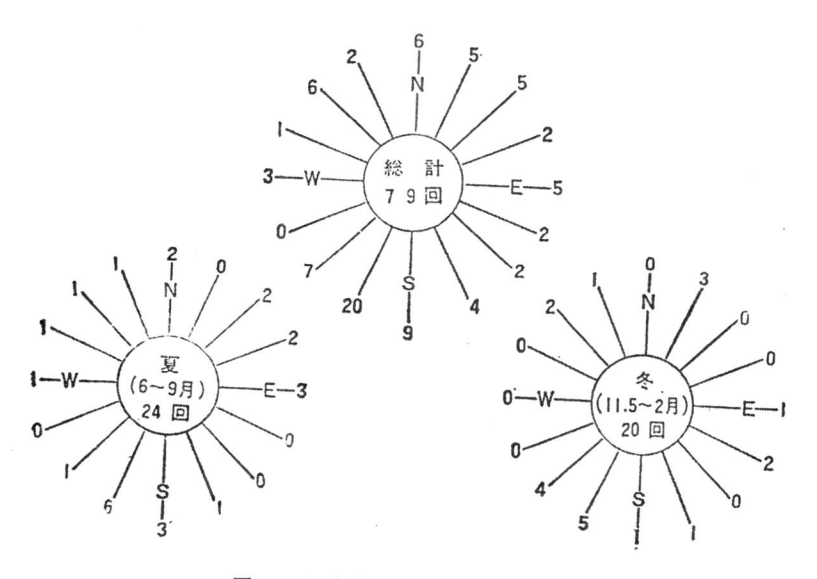

圖 20   氣壓과 疼痛의 關係

圖 21   風向에서 疼痛의 關係

지의 여름철과 11월부터 2월까지의 겨울철의 기압을 빼내서 보면, 동
통증가시는 언제나 조곰 저기압때 일어난다는 것을 알았다.

　다음 풍향과 아픔의 관계를 조사하면, 도 21과 같이 나타났다. 위의
통계 79회는 2년간의 동통증가 회수이지만, 바람의 방향에 따른 분포
상태를 보면 남남서가 20회로 극히 많고, 다음이 남의 9회, 남서의
7회였다.

　또 그 가운데서 여름철(6월~9월)과 겨울철(11월중순~2월)을 빼내
어 보면, 여름철도 남쪽에 가까운쪽의 바람이 많음을 나타내고 있으나,
북풍이 많은 겨울철에도 남쪽의 바람에 많다.

　이 결과는 편남풍(偏南風)과 좌골신경통악화와의 사이에 어떤 인과관
계가 상상된다. 또 풍력과 이 증세와의 관계를 조사하니까, 이것은 일

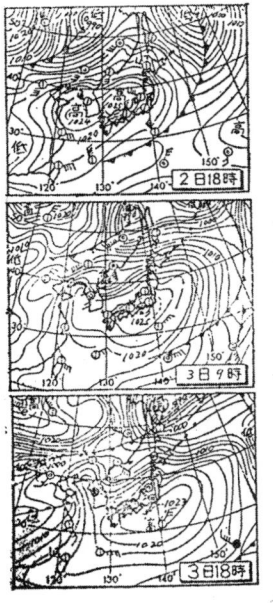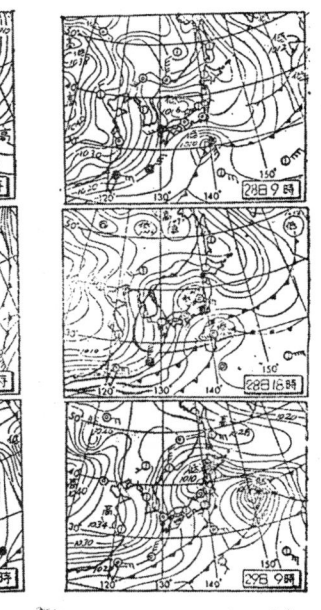

　　　悪化 0回　不変 65回　　　　　悪化 34回　不変 76回

圖 22　移動性의　高氣壓(65回)과　低氣壓(110回)

정한 관계를 찾을수 없었다.

이동성기압(移動性氣壓)과 전선(前線)

이동성고기압은 2년간의 관찰중에 도오꾜오를 65회 통과했지만, 그 때마다 증상의 경감하는 증예가 많이 보였다.

그 1예를 밝히면 도 22의 좌측이 그것이다.

이동성저기압은 2년간에 110회 통과했고, 그 가운데 동통증가가 34 회로 76회는 증상에 특별한 변화를 볼수없었다.

그러나, 동통을 증강시킨 저기압은 어느것이나 한냉전선을 수반하고 있고, 도 22의 우측과같이 명백한 전선이 없을때는 동통의 증강을 일으 키지 않았다. 고로 저기압 그자체보다 전선의 의의를 생각하지 않으면 안된다.

태풍은 이 관찰기간중에 도오꾜오 근처를 7회 통과했다. 이때의 동 통증가는 4회, 불변 3회였으나, 증상의 악화를 일으킨때에는 도 23의

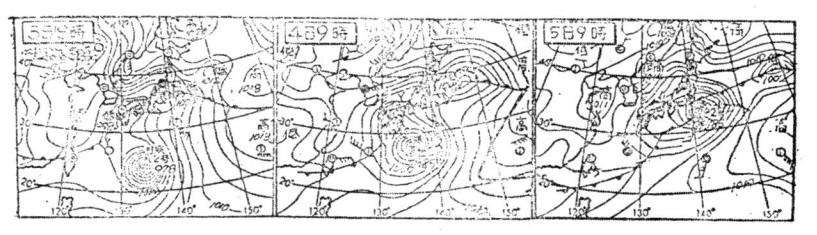

台風 疼痛惡化 1963.6.4

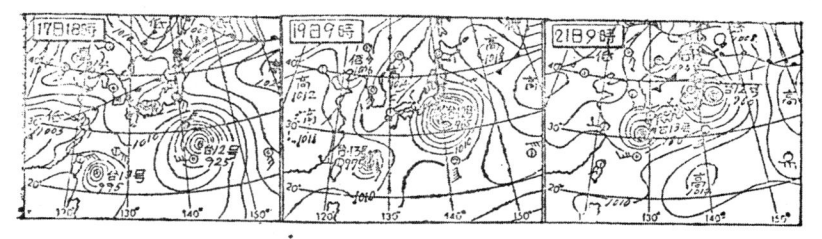

台風 疼痛不変 1962.8.19

圖 23 台風의 通過(7회) (惡化 4회不變 3회)

상단(1963년 6월 4일)과같이 도오꾜오 근처의 전선이 태풍때문에 이동한때이고, 같은도 23의 하단과같이 전선이 없을때는 태풍이 통과해도 동통에는 영향이 없었다. 이점도 이동성저기압의 경우와 공통성이 있다.

다음에 전선에 대해서 2년간을 집계하니까 표 6과 같이 한냉전선은 69회 통과하여 그 가운데 64회는 동통이 증가했고, 5회는 동통불변이였으며, 온난전선은 14회 통과하여 그중 6회 증가, 불변 8회였고, 정

表 6 前線과 疼痛의 關係

	總 體	疼痛增加	疼痛不變
寒 冷 前 線	69 回	64 回	5 回
溫 暖 前 線	41 回	6 回	8 回
停 滯 前 線	56 日	7 日	49 日

체전선은 17회 있었는데 정체일수를 각기 달리하는 까닭에 일수로보아 총계 56일간이며, 그중 동통증가가 7일뿐이였다. 이와같이 동통증가와

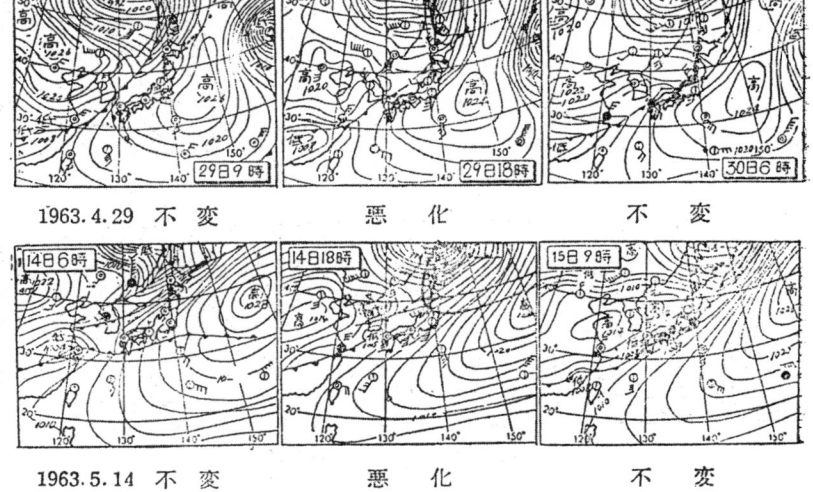

1963.4.29　不変　　　　　悪　化　　　　　不　変

1963.5.14　不　変　　　　　悪　化　　　　　不　変

圖 24　寒冷前線의 通過와 疼痛

전선이 가장 잘 대응하는것이 한냉전선으로 이것은 통계적으로 최고도로 유의할 점이며, 딴 전선에는 유의차가 없다. 그 한냉전선의 경과와 증상악화의 관계를 보면 도 24 와 같다.

그 1 예로서 도 24 의 상단을 보면 좌의 29 일 9 시(1963 년 4 월)에는 동해중앙에 동서에 걸친 전선이 있었으나, 그때에는 증상에 특별한 변화는 볼수없었다. 같은도 24 의 29 일 18 시에는 전선이 남하하여 일본에 접근해 비는 아직 오고있지 않으나 좌골신경통은 악화를 나타내고 있다 같은 도 24 오른쪽 30 일 6 시에는 전선이 도오꾜오에 도착하여 비가 오고 있으며, 강한 아픔은 이미 소실되었다. 이것은 가장 전형적인 것이지만, 대부분은 이와 비슷하게 한냉전선통과전에 동통의 증가가 보였다. 이 동통증가시의 한냉전선과의 거리를보면 평균 230km (0~600km)였다.

또 동통의 성질과 전선의 종류에 대해 보면 개인차는 있지만, 한냉전선이 가장 현저히 나타나며, 온난・정체전선에서는 명확하지 않았다.

동통증가의 기상해석과 고찰

좌골신경통이 아픔을 증강하는때의 기상조건을 한층 더 명백히 하기 위하여 이상 말해온 통계 가운데 1962 년 8 월부터 만 1 년간에 동통이

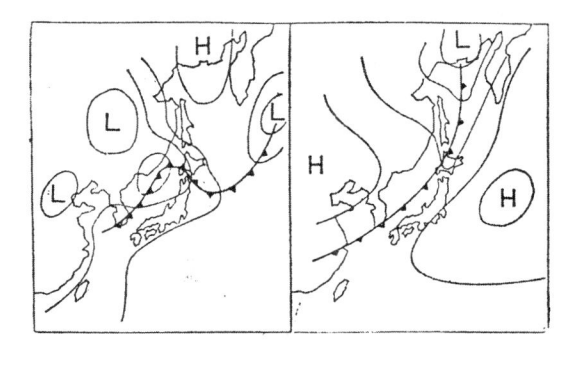

圖 25 疼痛增加時의 氣壓配置

극히 현저하게 증가한것만 고르면 25회 였다.

이때의 기상상황을 해석하면

(A) 저기압의 난역(暖域)에 있어 남풍때 (도 25 의 좌) 또는,

(B) 한냉전선통과전의 남풍때 (도 25 의 경우)였으며, 동통증강은 이 런 기압배치에 대응하여 나타났음을 알았다.

이 (A)와 (B)는 기상학적으로 보면 동해의 저기압이 발달하여 그 중심을 향해 남쪽에서 바람이 불어 올렸을때 상황으로서 형(型)으로서는 동일한 것으로 생각된다. 다만, 동통증가예 가운데 2회는 설명이 다소 다른것이 있었으나, (A)와 (B)의 두형은 전연 모순된것은 아니다. 또 이 25회의 동통증가시를 일기와의 대응관계에 대하여 보면, 기압배치 만큼 현저한 대응은 볼수없고, 맑은때나 비가올때나, 구름이 끼었을때 나 있어, 일기와 동통의 일의적(一義的)인 결부는 안되었다. 또 일기변화의 형으로 봐서도, 일기급변전의 편남풍이 약간 강할때(매우 강해도 좋다)에 아픔이 증강하는 증예가 많이 보였다.

이상의 연구성적을 종합하면, 좌골신경통의 증상이 악화하는때의 기상조건은 한냉전선통과전이거나, 또는 저기압의 난역에 있어, 일기급변전의 편남풍때임이 판명됐다.

기상과 좌골신경통악화와의 대응에 대한 나의 연구한 개요를 마친셈 이지만, 다음에 기상에 관련된 동통증가의 기서(機序)에 대해 잠시 고찰을 진행해 보고싶다.

먼저말한 기상에 의한 좌골신경통의 악화는 개인차가 상당히 크게 관계하지만, 일반적으로 증상이 중증일수록 현저히 나타나는일이 많다. 그럼 한냉단(寒冷團)의 내습전에 대응하에 왜 증상의 악화가 나타나는 것일까?

木村(木村正一)·谷口(谷口正弘)씨의 연구에 의하여 보면, 난기단(暖氣團)과 한기단(寒氣團)의 접촉면이 가까워지면 기압이 강하하여 땅속의 모세관을 통해 음양 두가지 이온이 나온다. 이때 음이온은 양이온보다 확산계수(擴散系數)가 크기때문에 땅속에 흡착되어, 지표에 나오는

것은 양이온이 많닸. 따라서 전선도착전에는 양이온효과를 나타내지만,
비가오면, 농효과(瀧效果 레나─드效果)에 의해 지표공기중의 음이온이
증가하여 음이온효과를 나타낸다고 말하고 있다.

이와같이 전선도착전엔 공기중에 양이온이 많아진다면, 이것과 생체
와의 관계를 알 필요가 있다.

우선 木村씨등은 음이온은 진정적이여서, 진통·진해·진양·혈압강
하·혈관확장에 의한 혈류촉진·피로방지등에 작용하여 양이온은 대개
자극적이며, 두중·불쾌감·불면·혈압항진 · 혈관연축(血管攣縮)등의
작용이 있다한다.

本間(本間茂雄)씨 그외분들에 의하면 음이온은 교감신경에 진정적이
고, 도주신경(逃走神經)에는 자극적으로 작용하고, 양이온은 음이온의
반대라고 말해 앞에쓴 성적과 거의 같은 결과가 된다.

또 增山(增山元三郞)씨도 전선통과전에는 신진대사의 감약되여 있음
을 질소대사산물의 체내에 축적되는 점과 뇨량이 감소되는 것으로 상정
(想定)하고 있다.

이상의 모든 점을 종합하여 추측할때 한냉전선통과전에는 지표의 공
기에는 양이온이 증가하여, 그 결과로 교감신경계의 우위가 일어나, 혈
관의 수축, 나아가 혈행장해를 일으킴을 생각할수 있다.

좌골신경통을 일으키는 원질환이 있을 경우에는 신경은 어떤 기전에
의해 자극되여, 그것이 혈관운동신경에도 영향하여 혈액순환이 다소만
이라도 감소되어 있는곳에 위에말한 기상조건이 보태여지면, 혈행은 점
점 나빠져 Lewis가 말하는 질식조직에서 나오는 발통물질(P인자)·히
스타민양물질의 증가가 되어, 병상의 악화를 나타내는것은 당연하다고
생각 되는바이다.

2. 골 반 내 의 인 자

골반내장의 종양

자궁근종(子宮筋腫)은 보통 아픔을 모르지만, 자궁근종결절이 자궁근

층(筋層)내에 있을때 또 자궁체강의 점막하에 근종결절이 발생하여 보리프모양으로 자궁강내에 돌출하면 월경때에는 하복부나 요선부에 아픔을 나타낸다. 이때 따로 좌골신경통을 일으키는 원인이 있으면, 신경통의 증상은 일층 악화한다. 자궁근종은 월경과다나 부정출혈을 수반할때도 있으나 반드시 수반하는건 아니니 주의가 필요하다.

자궁암에는 경부암(頸部癌)경 체부암(體部癌)이 있어, 동통의 상태도 다르나, 일반적으로 상당히 진행치 않고는 아픔을 모르며, 부정한 출혈에 의해 알게될때가 많다. 암이 자궁에 국한되어, 또 자궁주위에 퍼져 있다 하드라도, 아픔을 모르지만 골반벽에 암의 침윤이 미치거나, 혹은 부근의 임파결절이 종장(腫脹)하여 접촉하는 신경간이나 신경 叢 을 압박하면, 부정한 요선부의 아픔이 되고, 더욱 진행하면 신경통양의 아픔이 된다. 또 임파관에 따라 전파하여 원격조직에 전이되면, 먼저 말한 신경암·골암이 되어 신경통을 일으키게 되는 경우가 있다.

란소종양도 일반으론 아픔을 모르나, 광인대(廣靭帶)내에 발육하여 골반강내에 들어와 고정되면 신경을 압박하여 요선부의 둔통이 된다.

골반내장의 위치이상(位置異常)

골반내장의 위치 이상으로서 중요한 것은 자궁으로, 요선부의 아픔과 관계가 있는것은 자궁의 후경(後傾)·고도전굴(高度前屈)등이다. 그 신경증상은 인대·골반근육의 자극, 혹은 S상결장의 팽창에 의한 압박에 의해 골반신경을 흥분시켜 요선통이나, 하복부긴만감(緊滿感)을 나타낸다. 특히 월경전기 또는 월경기에는 증상이 강하게 나타난다.

골반내에 있어서의 그외의 것

임신후기에는 때때로 좌골신경통양 증상을 나타낼때가 있다. 이것은 골반후벽의 압박에 의해 좌골신경에 아픔을 나타내어 혹은 혈관압박에 의한 순환장해가 하지통을 유발하는것은 아닐까 생각한다.

그러나 임신 전체에 좌골신경통이 일어나지 않는것으로 봐서 이런 인자는 딴데에 신경통의 주인이 있을경우에 증상의 악화를 조장시키는 것이라고 생각하지 않으면 안되리라.

변비(便秘)도 현저해지면, 임심과 같은것이 상정(想定)된다. 그러나 일반적으로는 다른 원인에 의해 좌골신경통을 발증하고 있는 사람이 수일간에 걸쳐 변비를 일으키면 증상이 증강되는 정도이다.

지금 한가지 문제가 되는 골반내의 인자로서, 복강내의 유착을 들수 있다.

란관주위염(卵管周圍炎)의 염증이 퍼저서 골반복막염으로 이행하면 유착성의 후경후굴자궁이 되고, 혹은 란관과 광인대가 복막과 유착한다. 또는 자궁내막증은 선조직(腺組織)이 자궁이외의 부분에 증식(增殖)하여, 주위의 장기와 유착한다. 이러한 결과, 요선부·하복부의 둔통을 일으켜 좌골신경통의 증상을 증강할때가 있다.

3. 그 외 의 인 자

알콜·니코찡·비소

알콜·니코찡·비소등은 많은 책에 옛부터 신경통의 원인으로 일러오고 있지만, 파연 이러한 외인성중독(外因性中毒)에 의해 신경통이 발증하느냐 아니냐는 증명이 없다. 좌골신경통을 일으키는데는 따로 더 중요한 주인이 숨어있다, 거기에 중독으로서의 일자가 보태어져 증상을 악화시켜 동통을 나타내기에 이른다고 생각함이 옳지않을까, 알콜은 처음 마취작용을 나타내지만, 시간이 지나면 흥분작용으로 변해 혈관의 수축을 일으켜 좌골신경통의 증상을 악화시킨다. (제 10 장 참조)

인푸렌자·마라리아·장티부스

이러한 전염성질환도 옛부터 신경통의 원인으로 간주되어 오지만 그 진실성은 의심스럽다.

인푸렌자의 발열시에는 전신에 신경통양의 아픔이 있고, 마라리아에는 때때로 근육통을 일으킬때가 있다.

이것은 당뇨병과 같이 내인성의 중독에 의해 동통이 일어나는지도 모른다.

그러나 신경통이 되려면, 먼저 말한 당뇨병의 중독과 같은 기전이 있어서, 그것에 다른 중요한 주인이 있을경우에 그것들과 겹쳐서 발증한다고 보는게 옳을것이다.

빈혈·동경맥화·생활조건·정신작용

혈행을 정지시키고, 운동을 하면, 격렬한 동통을 일으키는것은 실제로 증명할수 있다. 이와 같은 의미에 있어, 빈혈은 산소의 결핍에 의해 동통과 관계가 있다.

동맥경화는 순환부전에 의해 아픔을 나타내는 것으로서, 전형적인 것은 간헐성(間歇性파행증)으로서 볼수있으나, 따로 좌골신경통으로서의 주인이 내제하면 당연히 증상을 현저하게 함은 명백한일이다.

생활조건의 의식주 가운데 의복은 보온으로서 중요하며, 주거도 외계로 부터의 자극을 피하기 때문에 신경통과 깊은관계를 갖고 있으며, 부적하면 증상의 악화는 당연한 일이다. 식생활로 중요한 것은 먼저말한 알콜로서, 이것은 이차적으로 생기는 흥분작용에 의의가 있는것으로 생각된다. 다음 노동은 가장 좌골신경통의 증상과 깊은 관계를 갖어 요부의 굴신·장시간의 기립·보행·특히 짐을 운반하는 일은 동통을 증가시킨다.

또 정신의 이상자극과 동통과는 밀접한 관계에 있다. 특히 정신신체의학(精神身體醫學)으로서 불만·걱정·불안·번뇌·비애·공포등의 감정은 자율신경 또는 내분비계를 관계하여 전신에 영향하여 아픔의 감수성을 높이는 결과로서, 아픔을 증가 시킨다. 또 선천적인 신경질, 내향성의 성격소지자는 과민한 소질 때문에 증상을 무겁게 느끼는 경향이 있고, 이것도 동통증가의 한가지 조건이 되는것이다.

제 5 장 동양의학적으로본 좌골신경통

동양의학 특히 침구에 있어서는, 좌골신경통을 어떻게 생각하며, 어떻게 진단하며, 어떻게 치료해 온것인가, 이 장에서는 이런 점에 대하여 문헌이 기재와 나의 경향을 비교 검토해 보고싶다.

1. 동양의학의 진단

고전(古典)의 병명

병상의 표현에 병명을 쓰는것은 복잡한 증상의 개요를 이해시켜 말을 간소화 시키기위해 없어선 안될것이다. 병명을 의학의 발달과정과 그 목적에 따라 각각 이름 붙여 온것인데, 서양의학의 병명을 이다꾸라(板倉 武)박사는 다음의 4종류로 나누고 있다. 즉 병원(病原)에 의한 병명 (장티부스·디프테리아·페염), 형태에 의한 병명(폐농양·승모변폐쇄부전—僧帽瓣閉鎖不全—·위궤양), 기능에 의한 병명(기관지천식·신경쇄약·당뇨병), 체형에 의한 병명(비반—肥胖—, 내분비기능장해의 일부 경증·특이체질)이다. 이 4종의 병명분류를 동양의학에 마추어 생각해 보자.

예를 들면, 병원에 의한 병명으로서는 중풍·상한·충독동이 이에 속하고, 형태에 의한 병명으로서는 복만·탈항·옹달등이 이에 해당하며, 기능에 의한 병명으로서는 천식·이명·뇨폐등이 있고, 체형에 의한 병명으로는 토형인(土形人·—두대·민원·복대)·신허·태양병등이 있다. 이러한 병명을 보면, 서양의학에서는 세균학이나, 병리학의 진보에 따라 주로 생체내부의 병변에 대응되어있고, 한편, 동양의학에서는 어디까지나, 생체의 외부에 나타난 증상에 대응되어 온 점에 각자의 특징이 있다 하겠다.

이 양자에는 각각 득실을 얘기할수 있겠으나, 지금 그것을 검토하는 것이 주제가 아니기 때문에 좌골신경통에 대하여 동양의학적 관점에서 쓰고저 한다.

우선 동양의학에서는 신경을 해부에 의해 소재를 밝혀두지 않았기 때문에 신경통이란 병명을 쓰여지지 않았고, 이것을 순전히 서양의학적인 병명인 것이다. 그러나 동양의학에 있어서도, 신경으로서의 기능적인 면을 전연 도외시하고 있었다고 볼수는없고, 그 작용은 경락(經絡)의 개념중에 포함되어 있었다고 생각함이 타당하다. 따라서 신경통으로서의 병태생리학은 경락의 병변으로 생각하고 있었을 것이다.

그러면, 신경통의 병상을 옛부터 어떻게 표현 하고, 있었는가에 대해 보면, 소문(素問)에서 말하고있는 "痺"의 개념의 일부에 그 병상을 설명한 것으로 보이는데가 있다. 설명을 들면, 풍·한·습의 3기(風寒濕의 三氣) 섞이어 오면(雜至)·합(合)하여 비(痺)를 이룬다고 하여 비를 일으키는 원인은 풍·한·설의 3사(三邪)에 의한다고 하고, 또 비는 3종의 외사(外邪)의 분량의 상위(相違)에 의해, 또는 침범당한 계절에 의해 증상이 다르다고 말하고 있다. 즉, 바람의 작용이 강하면 행비(行痺)가 되고, 추위의 작용이 강하면, 통비(痛痺)가 되고, 습의 작용이 강하면, 저비(著痺)가 된다. 또 계절에 대해 본다면 그 걸리는 시기에 따라 겨울은 골비, 봄은 근비, 여름은 맥비, 지음(至陰)은 기비(飢痺), 가을은 피비(皮痺)라고 부르고 있다. 이와같이 비에는 여러가지를 들수있으나, 소문 같은 편에 "아픈 사람은 한기(寒氣)가 많으면 그리되며, 추위 있으므로 아프나니라"라 했고, 한기가 강하게 작용하는 경우에 동통을 주증으로 하는 통비가 발증한다고 말하고있다.

소문비론(素問痺論)을 주역(註釋)한 유경(類經)에 의하면, "풍한습의 3기섞이어 오면 경락을 옹폐(雍閉)하여 혈기 행하지 않아 병, 비를 이룬다"라고 설명하고, 기혈의 운행이 폐쇄된 상태를 비라고 부르고 있다. 또 유경에 행비(行痺)란, 환부가 진전히 옮겨 변하는 병상이며, 통비란 음한(陰寒)의 기가 기육근골(飢肉筋骨)에 응결(凝結)하여 지체(肢體)가 무거워져서 움직임이 나쁘고, 동통·지각둔마·운동마비등을 나타내는 질병이라고 한다. 이 해설로 보면 통비는 신경통을 가장 대표한 개념이라고 보여지나, 행비·저비의 일부에도 신경통을 포함하고 있다고 생각된다.

이상과 같이 비는 원인의 여하에 따라 행비·통비·저비의 3종으로 나뉘며, 더구나, 각각 증상을 달리하는 것이지만, 그 가운데 통비가 가장 대표적인 증상을 나타낸다고는 하나, 행비·저비에도 좌골신경통은 포함된다고 보지않으면 안된다.

동양의학에서 말하는 비는 서양의학의 신경통에 해당하는 병상을 많이 포함하고는 있으나 비 만이 좌골신경을 표현한 병명이라고는 말할수 없다. 소문권(5 제41)의 자요통편(刺腰痛篇)을 보면, 다음에 (고전의 치료) 인예(引例)하듯이 요통이라는 증상 가운데도, 좌골신경통의 증상이 포함되어 있다고 추측된다.

또 병원후론(病源候論一巢元方지음 諸病源候總論)의 요배병의 부(腰背病의 部)에도 요통가운데 족부(足部)까지 아픈것이 있음을 말하여 좌골신경통을 생각케 하는 증상이 기재되어 있으며, 또 그 편이 요부동통의 후(腰部疼痛의 候)에는 "勞傷하는때는 賢虛하다. 虛할 때에는 風冷을 受한다. 風冷과 眞氣와 交爭한다. 故로 腰脚疼痛한다"라고 말하고, 과로와 풍한의 사(邪)가 겹쳐서 요각의 아픔, 즉, 좌골신경통의 발증이 된다는 것을 가리키고 있다.

또 동양의학에 있어서는 각기의 일부에도, 좌골신경통양증상이 있다고 쓰여져있다. 병원후론의 각기동불인후(脚氣疼不仁候)에 의하면 풍습의 독기가 혈기와 마주쳐서 동통이 되고, 그 사(邪)가 피부에 있으면 지각둔마가 된다고 한다.

고로 좌골신경통의 증상은 각기의 일부에도 포함되었다고 생각할수 있을것이다.

다음으로 좌골신경통을 나타내는 병명으로서는 동통부위에 따라 이름 붙여진것도 적지않다. 예를들면, 요각통·요각경통·사지통(四肢痛)·고통(尻痛)·과통(胯痛)·고통(股痛)·고한통(股骭痛)·각슬동통(脚膝疼痛)·각근통(脚跟痛)·천통(腨痛)·족통(足痛)등을 들수있다.

병원후론(권 30)의 사지통무상처후(四肢痛無常處候)에는 "그 통처(痛處) 붓지 아니하고, 색 아직 달라지지 아니하고, 다만 육리체통(肉裏㾏痛)하여 칼 송곳으로(錐刀), 찌르는것과 같다"고 말하고 있어 신경통의 격렬한 증상을 구체적으로 표현하고 있다.

또 영구(靈樞) (經脈篇第10)에서는 소생병(所生病)으로서 한(骭)의 외렴(外廉)·족(足)의 부상(跗上)이 아픈것은 위경(胃經)·요(腰)·고(尻)·괵(膕)·천(腨)·각(脚)이 아픈것은 방광경(膀胱經)·비(髀)·슬외(膝外)·경(脛)·절골(絕骨)·외과(外果)의 앞에 이르기까지 아픈것은 담경(胆經)의 병이라고 말하고, 좌골신경통양의 증상이라도, 아픔의 부위에 따라 경락이 다르다는것을 말하고 있다.

맥(脈)의 분포(分布)

동양의학에 있어서의 맥상(脈狀)은 질병의 원인을 알고 치료법을 정하는 중요한 진단정보로 되어있다. 고전에는 좌골신경통의 맥으로서 이야기한것은 없지만, 이것과 관련이 있는것으로는 비를 일으키는 원인에 대하여 생각해볼 필요가 있다. 비의 병원은 풍·한·습의 3기에 의해 발병한다고 되어있다. 지금 그 3기의 맥상을 보자면,

1. 대성론(大成論一孫允賢 醫方大成論)에는.

풍= 간(肝)~부현(浮弦)·비(脾)~부미지(浮微遲)·폐(肺)~부색단(浮浮短)·신(腎)~부활(浮滑)·위(胃)~부대(浮大)

한(寒)= 지긴(遲緊)

습(濕)= 침완미(沈緩微)

맥법지남(脈法指南一岡本一抱)에는.

부는 풍이다. 세(細)는 한이다. 침(沈)은 습이다.

맥경도설(脈經圖說一王叔和)에는

현(弦)은 한으로한다. 긴(緊)은 한으로한다. 미(微)는 寒으로한다.

맥결(脈訣一李東垣・東垣十書卷之首)에는

풍은 부(浮), 한은 긴(緊), 습은 세(細)

등의 기록이 있다.

이런것들을 보면, 개체차(個體差), 환경 그외의 조건에 의해 맥상은 여러가지로 변화 하지만 풍은 부은(浮) 약간 강력한 맥, 한은 늦고 긴장한 맥, 습은 가라앉은 힘이 약한 맥이며, 이것들을 기본직인 맥상으로 봐도 좋지 않을까 따라서, 비는 풍한습의 3기가 혼합해서 일어나는 병태이기 때문에 3외사(三外邪)의 강도에 따라 각각의 맥상이 일어나게 될것이다.

특히 신경통을 가장 잘 대표하는 개념으로 되여있는 통비는 한사(寒邪)가 강하게 작용한 병상이기 때문에 늦으며, 긴장한 맥이 대표적인 맥이라 할수 있을것이다.

병인과 맥상의 관계는 이미 말한바와 같거니와, 다음엔 조금 관점을 바꾸어 병상과 맥상은 어떤 관계가 있는가를 엿보기로 한다.

고서에 적혀있는 요통의 일부에는 좌골신경통의 증상을 포함하고 있다고 생각되는것으로 우선 요통의 맥상을 보기로 한다. 맥결(脈訣)에는

요통의 맥은 모두 침현(沈弦)이다. 또 명(明)하니라, 침현으로서 긴(緊)함은 寒으로 한다. 침현으로서 浮함은 風이니라, 침현으로서 유세(濡細)함은 濕이니라, 침현으로서 실(實)함은 응대(凝滯)이니라

라고 있다. 즉 요통의 맥상은 침현이 기본적인 것이기는하나 외사(外邪)의 작용에 따라 다소의 변화가 따른다는것을 나타내고 있다.

또 각기(脚氣)의 일부에도 좌골신경통의 증상을 말하고 있으므로 각기의 맥증을 보기로 한다.

맥결에는

각기의 맥 그상(像)에 4종이있다. 부현(浮弦)을 풍으로 한다. 유약(濡弱)은 습기・지색(遲濇)은 한에 의한다. 홍수(洪數)는 열울(熱鬱)한다.

대성론(大成論)에는.

부로서 현임은 풍으로 일어나며, 유(濡)로서 약함은 습으로 일어난다 홍(洪)으로서 수(數)함은 열로 일어나며, 지(遲)로서 색(濇)함은 寒으로 일어난다.

라 하였다.

이와같이 각기의 원인을 풍한서습(風寒暑濕)의 4외사(四外邪)에 따라 설명하고, 또 외사의 강도에 따라 어떤때는 풍의 맥이 주체가 되고, 또 어떤때는 한의 맥이 주체가 된다고 생각하고 있었을 것이다.

그래서 내가 500예의 좌골신경통에 대한 경험한 맥상을 조사해 보면 몹시 복잡했다. 이것을 정리의 편의상 개개의 맥으로 분할하여 위에 말한 맥결과 대성론에서 볼수있는 병인에 따라 분류해 보면 표7과 같이 습에 대응한다고 생각되는 맥상이 가장 많고, 寒이 그 다음이되며, 風에 대응하는 맥상은 극히 적었다.

表 7 坐骨神經痛에서본 脈

病　因	脈　狀　例　數				計
	浮 10	洪 11	弦 12		33
	遲 46	緊 139	濇 9		194
	沈 205	細 85	弱 13	濡 50	353

이런 맥상 이외는 緩29, 數20, 實19, 大19, 滑10, 微5, 伏5 기타 등이었다.

그러나, 여기에 든 맥은 한종류의 맥상이 단독으로 나타나는게 아니고, 한사람의 환자에 대해서 관찰되는 몇 종류인가의 맥상을 각각 별개(別個)로 구분한것이기 때문에 표7에 의해 병인을 추측하는것은 약간 문제가 된다. 다만 여기에는 개략적으로 어떠한 맥상이 나타나는가를 얘기한것에 지나지 않는다.

병맥(病脈)의 분포

동양의학의 치료는 상한론(傷寒論─張仲景)에 "證에 隨하여 之를 治

함"이라고 있듯이 여러가지 증상중에서 證을 발견하여 그 證에 따라 치료하는것이 본래의 입장이라고 되어있다.

탕액치료(湯液治療)에서는 약방(藥房)에 의하여 證을 정하지만, 침구치료에서는 證이라고하는 개념을 명기한 서적은 남아있지 않는다. 다만 난경사상(難經思想)을 중심으로한 경락치료에 있어서는 병경(虛 혹은 實의 중요 경락)을 판정한것을 證이라 부르고 있으나, 이 證이란 병명의 개념과 같은 뜻의 말로서, 상한론의 證이란 전연 다른것이다.

그것은 병경이 판정되어도 각각 병자에 따라 치료가 일정하지 않기 때문이다. 따라서, 침구에 있어서는 證으로서의 병상분류의 체계는 만들어져 있지 않고 병경의 판정에 있을뿐이다. 병경의 진단은 고래로 부터의 망문문절의 4진(望聞問切의 四診)에 의해 행하여지나, 실제로는 4진에 의한 정보를 인간의 두뇌에 의해 처리하기란 불가능하기 때문에 육맥(六脈—王叔和, 六部定位)의 정보를 주체로 하여 경락의 허실을 정하고 있는것이 실정이다. 여기에서 육맥에 대하여 매경(卷2第2)에 기재되 좌골신경통과 관계 있는 문면을 보면,

"왼손의 척중신문이후의 맥(尺中神門以後의 脈)·양허(陽虛)한 者는 (足)의 태양(太陽)의 경(經)이니라.

병……요통·외과(外踝)의 뒤 아품을 괴로워 한다."라고 있어 좌척중(左尺中)의 양(陽), 즉 방광경(膀胱經)의 허 는 좌골신경통과 비슷한 병상을 나타낸다고 말하고 있고, 또 병원후론(病源候論—巢元方)에는

"그 척맥(尺脈)을 診하는데 沈은 腰背의 痛을 主로 한다. 寸口의 脈 약한것은 腰背痛한다"라 하여 尺도 寸도 맥의 약할때는 요통의 나타남을 기재하고 있다.

다음에 필자가 500예의 좌골신경통에 대해 육맥을 주체로 병경을 결정한 것을 빼보면 표8과 같다.

이것은 허를 중심으로 정한것이기 때문에 허경(虛經)만으로 돼 있고, 또 표리(表裏)의 음양경(陰陽經)은 一體로 보고 음경의 병으로서 나타냈음으로 4경락 뿐이 됐다.

表 8　坐骨神經痛및 病經의 分希

	總　數	後側型	前側型	外側型	總合型	器質型
肝經虛	165	29	24	14	44	54
脾經虛	11	2	2	2	2	3
肺經虛	47	15	11	0	7	14
腎經虛	277	81	61	25	48	62

이 표에서 보이는바와 같이 좌골신경통은 신경(腎經)허가 압도적으로 다수였던 점은 여기에 든 고전의 기제와 거의 일치하는 바이다.　또 표 8에 든 형(型)의 분류는 다음과 같이 말한다.

2. 문헌적(文獻的)으로본 침구치료

고전의 치료

고전에서 말하고있는 병상은 표현이 극히 추상적이며 어느것을 좌골신경통 증후군으로 봐야할것인지 당황할때가 많은데, 여기서는 일단 고전가운데 좌골신경통에 관계가 있다고 생각되는 치료를 들어 보자.

소문(卷5 第41)의 자요통편(刺腰痛篇)에는 이 증세를 경락적으로 분류한 치료법이 기재되어 있다.

足의 太陽의 脈 사람으로 하여금 腰를 아프게 한다. 項背尻背에 당기고(引)무거운(重)것과 같으니라. 그 却中(委中)을 刺한다. 太陽의 正經(崑崙)에서는 血을 出한다. 春에는 血을 보는일 없느니라. (水는 多 盛하고 春 衰하나니라)

少陽 사람으로 하여금 腰를 아프게 하노라. 鍼으로써 그 皮中을 刺하는듯 하고, 循循然하여 그로서 俛仰 하지말며, 그로써 돌아다 보지말며 少陽의 成骨의 端(足의 陽關)을 刺하여 血을 出한다. ……여름은 血을 보는일 없어라. (木은 春 盛하며 夏 衰하느니라).

陽明 사람으로하여 腰를 아프게 하느니라. 그로써 돌아다 보지말라,

돌아다보면 보는자 있음과같이 잘슬퍼지니라. 陽明을 月行의 앞에 刺하기 三痏(三里·上巨虛·下巨虛를 刺한다). 上下 이것을 和하여 血을 出한다. 가을은 血를 보는일 없어라(土는 가을에 衰하느니라)라고. 이 기록은 좌골신경통이 포함되어 있다고 예상되는것이다. 괄호안의 주역은 유경(卷 22)의 설이다. 이 치료는 침을 찌르는것 뿐이 아니라 피를 빼는 것이 특징이 되어있다.

鍼灸甲乙論(黃浦 謐)에는

비경(卑脛) 무겁고 足(跗)오무릴수없고 跟痛은 巨虛의 下廉 이것을 알게한다.

髀痺膝에 引하고, 股의 外廉이 아프며, 不仁하고, 筋急함은 陽陵泉 이것을 알게한다.

腰脇相引하여 아프고, 急히 髀節瘐하고, 脛이 아파서 屈伸할수없으며 痺不仁 함은 環跳 이를 알게한다.

등을 들고있는데, 하거허(下巨虛)·양릉천(陽陵泉)·환조(環跳)등은 하지통(下肢痛)에 옛부터 사용되어 왔음을 알수있다.

千金方(孫思邈)에는

崑崙, 脚結함과같이 踝別함과같음을 알수있다. 陰陵泉, 足痺痛함을 알수있다.

然谷, 足安할수없으며, 脛酸하여 오래 설수없음을 알수있다.

京骨·然谷·腎俞, 足의 아픔을 알수있다.

跗陽, 腨의 外廉骨 痛함을 알수있다.

陽關·環跳·承筋脛痺不仁함을 알수있다.

風市, 緩縱痿痺, 腨腸疼冷不仁함을 알수있다.

등은 이 증세와 관계있는 치료이리라. 千金方에는 이외에도 하지의 동통에 대하여 치료를 말하고있으나, 여기에서는 중요하다고 생각된것만 들어두었다.

資生經(王執中)에는

76

대략 腰脚疼痛, 委中을 질러 血을 낸다. 地機, 腰痛俛仰하지말라. 足瘤痛屈伸할수없음을 療한다. 承山, 脚腨酸痛하여 오래 서있을수 없고, 腰膝重하여 起坐어렵고, 筋攣急屈伸안됨을 療한다.

라하여 위중·지기·승산등은 하지에 있어서의 동통이 나타남 여하에 따라서는 이용가치가 있는 경혈(經穴)이라고 생각된다.

神應經(陳會)에는,

腰脚痛에 環跳·風市·委中·承山·崑崙·申脈.

腿膝痠疼에는 環跳·陽陵·丘墟.

脚膝痛에 委中·三里·曲泉·陽陵·風市·崑崙·解谿.

足胕寒에 復留·申脈·廣兌.

腰痛하여 오래 서있을수 없고 腿膝脛痠重 및 四肢를 올릴수 없는데는 付陽. 등을 들수있다. 鍼灸大成(揚繼洲)에는 이설을 전문 그대로 채용하고 있고 이런것으로 봐서 옛부터 어떤 구류 사람들에게는 신응경(神應經)을 중시하고 있던걸로 생각된다.

鍼灸聚英(高武)에는

胕膝의痛, 陰市 잘 醫한다.

腰脚의疼, 委中에 있다.

脚痛, 崑崙이 나슨다.

商丘·解谿·丘墟·脚痛에 堪함.

腿脚重疼·髖骨(環跳)·膝眼을 鍼한다.

라고하여 이 가운데 膝關節·股關節등에 해당하는 동병이 포함되어 있지않다고는 할수없으나, 주로 좌골신경통에 적응하는 치료를 얘기라고 있는것일것이다.

古今醫說(徐春甫)에는

脚膝疼痛, 委中좋다.

環跳, 잘 除하는 腿股風·冷風·膝痹·癰疾 함께 가장 좋다.

類經圖翼(張介賓)에는

脚膝疼痛·養老·環跳·陽陵泉·崑崙·申脈.

鍼灸重寶記(本鄕正豊)에는

寒痺는 曲池・委中・風市.

鍼灸則昔(沼周圭)에는

足痛痰이있고 濕있고 血虛있고, 脚, 公孫・三里・陽陵泉・灸, 阿足. 등을 들고있다.

이상은 고전에 있어서의 중요한 치료점을 발취한것인데 하지의 동통에 대하여 쓰여진 이들의 치료점을 집계하면, 표 9와 같다.

表 9　古典에 記載된 治療點

經　絡	經　穴　과　使　用　數						
膀胱經	委中 7	崑崙 6	申脈 3	承山 2	跗陽 2	腎兪 1	承筋 1　京骨 1
胃　經	三里 3	下巨虛 2	解谿 2	谿市 1	膝眼 1	上巨虛 1 厲兌 1	
胆　經	環跳 7	陽陵泉 6	風市 3	陽關 2	丘虛 2		
脾　經	地機 1	唐丘 1	公孫 1				
腎　經	復溜 1	然谷 1					
肝　經	曲泉 1						
大腸經	曲池 1						
小腸經	養老 1						

이것을 경락별로보면, 하지의 양경인 방광경, 위경, 단경의 경혈이 많이 쓰이고 있고, 각 경혈에 대하여 사용도수가 많은것은 위중・환조 곤륜・양능천등이있다.

이와같이 고전에 나타나있는 치료점을 조사해 보면, 밑바닥엔 경락의 사상이 깔려 있다고는하나, 일단 질병의 치료에 직면 하면 적당히 경혈을 선택한것으로 반드시 경락에 구애되어 경혈을 고른것이 아니라는 것을 추측할수 있다.

현대의 치료

좌골신경통의 개념은 서양의학에서 수입되고부터 우리나라에서도, 사용하게 되어 침구치료의 임장에 있어서도 이 병명을 쓰게 됐다.

　1911년 이후에 이 증세의 치료를 발표한 서적 잡지로서 내수중에 있다. 40여명의 자료를 집계하면 표 10에 나타낸바와 같다. 또 잡지에 대해서는 1950년 이후의것을 채용했다.

表 10　坐骨神經痛의　文獻

松本四郎平：鍼灸經穴學，1911
山本　新悟：日本鍼灸學敎科書，1913
玉森　貞助：鍼灸經醫典，1921
辰井　文隆：簡明鍼灸醫學，1929
山崎　良齊：最新鍼灸醫學敎科書，1929
宇山　健二：必治鍼灸療法，1934
坂本　　貫：簡明鍼灸醫學敎科書，1937
代田　文誌：鍼灸治療基礎學，1940
柳谷　素靈：鍼灸醫學全書，1940
代田　文誌：鍼灸治療臨床學，1943
柳谷素靈，代田文誌，岡部素道，山崎廣熊
　　　　　：鍼灸月報，1輯，1946
木下　晴都：第1回日本鍼灸治療學會論文集，1952
木下晴都，益永誠，宋山博久，野田とみ，渡邊享，
西澤道允，石井陶泊：坐骨神經痛の治療，1．1952
七條晃正，赤羽幸兵衛，平方義信，鳥居久雄，鈴木國彰，
齊藤旭仙，福島達夫，荒木正胤，代田文誌，岡部素道
　　　　　：坐骨神經痛の治療，2．1952
倉島　宗二：鍼灸論叢，2輯，1952
七條　晃正：臨床鍼灸，1卷6號，1953
赤羽幸兵衛：醫道の日本，13卷2號，1954
西澤　道允：鍼灸の治療，2卷3號，1954
羽根田理一：臨床鍼灸，3卷3號，1954
矢　　璡：新鍼灸學，1954
新村　輝一：醫道の日本，13卷8號，1954
鹽澤　幸吉：醫道の日本，13卷11號，1954
高橋晃一郎：鍼灸治療雜誌，1卷2號，1955

木下晴都, 松浦博一 : 日本鍼灸治療學會誌, 6 卷 1 號, 1956
國分   壯 : 最近鍼灸醫學, 1956
蛭川   章 : 鍼灸科學, 128 號, 1957
木下 晴都 : 臨床坐骨神經痛, 1958
木下 晴都 : 鍼灸治療學各論, 第1. 1958
長濱善夫, 木下晴都, 中村介了 : 鍼灸治療の新硏究, 1959
中國鍼灸硏究所 : 中醫硏究院硏究資料, 1 輯, 1959
許   堅 : 吟爾濱中醫, 3 卷 3 期, 1960
Felix Mann : Deutsche Zeitschrift, für Akvpunktur,
        7. 8. 1960
國友 素法 : 醫道の日本, 19 卷 9 號, 1660
山 本 中 : 醫道の日本, 20 卷 2 號, 1961
竹村 龍彦 : 鍼灸治療雜誌, 7 卷 6 號, 1961
木下 晴都 : 醫道の日本, 21 卷 3〜9 號, 1962
西澤 道允 : 日本東洋醫學會誌, 13 卷 2 號, 1962
林家福, 山下良平 : 應症針治法, 1966
代田 文誌 : 針灸治療の實際, 1966

이들의 문헌에 대하여 사용되어있는 경혈을 정리하면 표11 과같이 된
다.

이 표에서도 알수있듯이 좌골신경통의 치료는 그 대다수가 방광경의
치료에 의해 행하여지고 있음이 특징이다. 이것은 좌골신경의 주행로의
태반이 방광경임을 생각할때 당연한것일지도 모른다.

그외의 경락에는 胆經·胃經이 좀 많이 쓰이고 있어, 이 3 經의 사용
도의 높은점은 공통되어 있다. 그외의 경락에 대해 보면, 모든 경락이
한번쯤은 쓰이고 있어 전체로서는 상당히 고루퍼져 있음을 나타낸다고
하겠다.

다음 경혈의 사용도에 대해 5 문헌이상에 공통하는것을 표 11 와같이
3 군으로 갈라보았더니, 20 문헌이상에 공통으로 쓰인 경혈은 腎兪·大
腸兪·殷門·崑崙·陽陵泉·三里·殷部壓點의 7 點이었다. 이것은 고전
에 실린것과 다소 다른 경향이지만, 고전의 기재가 좌골신경통뿐인지

82

表 11 現代의 使用穴(4文獻以下省略)

經 絡	數	20文獻以上	10~19 文 獻	5~9 文 獻
膀胱經	21	腎俞・大腸俞 殷門・崑崙	肝俞・上髎・次髎・中髎・ 承扶・委中・承筋・承山・ 跗陽・胞肓	脾俞・氣海俞・膀胱俞・小 腸俞・志室・秩邊・至陰
胆 經	5	陽陵泉	環跳	京門・風市・外丘
胃 經	3	三里		大巨・脾關
脾 經	1		三陰交	
腎 經	1			太谿
任 脈	2			中脘・中極
大腸經	1			曲池
奇 穴	3	殿部壓點	外胞肓	上胞肓

아닌지가 의심스럽고, 그때문에 이러한 상이가 나타났는지도 모른다. 10~19문헌에 공통하여 응용된 치료점은 13점이고, 5~9문헌에 공통으로 쓰인 치료점은 17점이었다, 이러한 경혈은 각각의 병상에 따라 쓰인것이겠지만, 그의 유효성의 문제는 아직까지 검토되어있지 않으며, 따라서 일단 치료점으로서의 가설을 제기할것이라고 생각해야할것이다.

제 6 장 임 상 적 관 찰

먼저 장에 얘기한 고전과 현대의 침구치료를 보면 거기에는 경락사상의 흐름을 무시할수 없다하더라도, 대부분의 경우 경락설자는 따로 어떤 종류의 증후군을 대상으로 치료를 행해왔다고 생각된다. 특히 내경(內經)을 제한 수당(隨唐)이후(600년)의 저서는 질병의 치료에 있어서는 그다지 경락사상에 매여있지 않으며, 자유활달한 생각에 의해 치료법을 논한 서적이 많다. 동양의학에 있어서의 병명은 서양의학과 같이 생체내부의 병변을 미세(微細)히 관찰하여 규정한 병명과는 다르지만 그 반면 미묘한 증후를 목표로하여 극히 섬세한 치료법을 낳아 온것이다. 예를들면 하지의 동통에 있어서는 찌르는듯하다던가, 째는듯하다던가, 몸을 움직일수없는 상태라던가 하는 성질에따라 그 치료가 다르며, 또 저린것을 수반했다던가, 냉하다던가, 서있을수가 없다던가하는 증상을 합방한다던가하는것에 따라 각기 다른 치료를 행해 온것이다.

나는 이러한 증후군으로서 견지에서 좌골신경통양의 증상을 나타내는 환자를 대상으로 임상적 관찰을 행하여 왔다.

1. 초 보 연 구

대 상

이 연구는 1947년 부터 나의 치료소를 찾은 좌골신경통증상이 있는 병인을 모두 대상으로 해 극히 초보적인 침구치료의 개요를 장악하기 위한 연구를 행했다. 이하 이것을 초보연구(Preliminary study)라 부르기로 한다.

치료 방법

동양의학적인 진단을 기초로하여 경락의 허실을 판정해 그 경락의 요

혈과 압롱, **경결(硬結)**, 함하(陷下)등의 반응점을 골라 허(虛)한 경락에
는 보법을 실(實)한 경락에는 사법(寫法)의 수기를 행했다. 보법의 수기
는 침을 조용히 찔러넣어 목적의 심도에 달했거던 잠시(2~4초)정지시켜
조용히 빼내어 침자욱을 가볍게 지압(指壓)하여두는 방법을 채용하고,
또 사법의 수기는 약간 빠르게 찔러넣어 목적의 심도에 있어서 침을 선
연(旋撚)또는 가벼히 雀啄(작탁)을 행하여 한뺀 자욱을 문질르지 않고,
그냥 놔두는 방법을 취했다.

여기 쓰는 침은 19 호~21 호(굵기 0.19~0.21mm 의것 이하 같은것)
의 촌육은침(寸六銀針)으로 자입심도(刺入深度)는 하지에 있어서 10mm
전후 요전부(腰殿部)는 20mm 전후였다.

구치(灸治)는 쑥을 쌀의크기로 하여 한군데에 5 장씩 행하고, **쑥**이
타는 것은 자연에 마껴 타는중에는 치료점의 양쪽가까히를 손끝으로 압
박하여 열감을 완화하는 방법으로 행했다.

침치와 구치는 원칙으로는 병용하나 특히 어떤쪽인가를 싫어하는 환
자에 대해서는 침치 또는 구치 중에서 한쪽만으로 치료를 행했다.

생활조건은 평상과 같이 시켜 특별과로가 되는 일은 피하도록 지시
했다.

성적의 판정

치료성적을 관찰하는데는 환자가 호소하는 자발통·지각둔마·타각적
(他覺的)인 증상인 압통·라세―그현상·전반사장해·척추측완 등의 증
상을 목표로하여 경과를 봤다. 특히 자발통에 대해서는 각 부위로 노나
서 그 정도에 따라 卅卄十一의 기호로 해 압통은 압통계에 의해 압통
량을 측정하고, 라세―그현상은 현수각도계에 의해 하지거상각도를 측
정하여 할수있는 한의 정보의 정량화에 힘썼다. (측정방법은 제 2 장
참조)

이들의 증상을 대상으로하여 다음에 든 4단계의 기준을 만드러 이것
에 의해 치료성적을 판정했다.

優＝치료전의 증상이 소실하여 발병전의 작업능력으로 복귀한것.

良＝치료전의 증상은 경감했으나 발병전보다 작업능력이 감퇴된것.

不變＝치료전의 증상이 남아있는것.

不良＝치료전보다 증상이 악화된것.

치 료 성 적

1947년 1월부터 1952년 8월까지 사이에 2주간이상 혹은 2주간이내
의 경우는 증상이 회복할때까지 경과를 관찰할수 있었던 중에는 101 예
였다.

그 성별은 男 42예, 女 59예로서 罹患肢는 左 43에, 右 37에, 양쪽
21에 였다. 이것을 음경락을 주체로하여 병경을 나누면 腎經虛 66에,
肝經虛 27에, 胃經虛 8예었다. 이들의 환자에 대해 침구병용으로 47예
구 단독으로 49예, 침 단독으로 5
에를 치료했다.

이 모든 증예에 대해 그 치료와
경과를 자세히 기재하기란 너무나
도 당황해 지기 때문에 여기서는
사용한 경험만을 들어두기로 한다.
(도 26)

膀胱經──厥陰俞・膈俞・脾俞・
　　背俞・腎俞・氣海俞・大腸俞・
　　關元俞・上膠・次膠・會腸・志
　　室・承扶・殷門・委中・承筋・
　　承山・飛腸・崑崙

胃經──天樞・大巨・水道・氣衝・
　　三里・上巨虛・條口・上巨虛・
　　解谿

膽經──帶脈・環跳・中瀆・腸陵

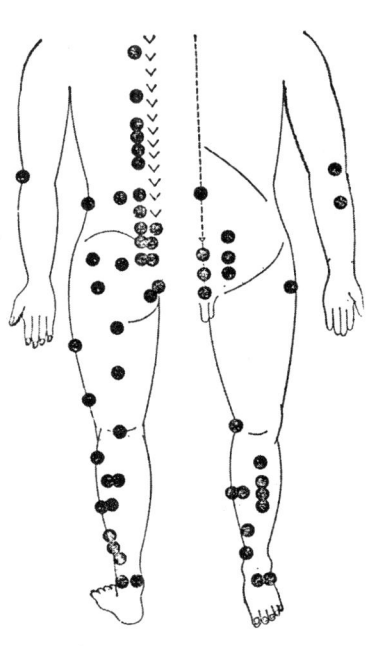

圖 26　初步研究의　經穴

泉·外丘·丘墟

腎經──築賓·太谿

肺經──尺澤·孔最

肝經──曲泉·中封

大腸經──曲池

任脈──中脘·水分·氣海·關元·中極

督脈──陽關

持定點──上胞肓·殿壓·外胞肓·小野寺·殿點·外永筋

이상을 경락별로 보면 먼저 장의 고전의 치료와 같이 방광경의 **경혈**을 가장 많이 사용하고 있고, 다음이 위경 담경의 순이다.

그 치료결과를 집계하면 표 12 와 같이 신경허가 가장 많고 다음이 간경허로 전자의 약 반수였으며, 폐경허는 극히 소수였다. 이에 대한 평균 경과일수와 치료회수를 보면, 간경허가 가장 많은 일수와 치료회수를 요하고 있었다.

모든 증예의 성적은 우 73 예(72%), 양 17 예(17%), 불변 10 예(10%), 불량 1 예(1%)였고, 우와 양을 합한 개선율(改善率)은 89%였다.

또 각 병경에 대해 우의 증예만을 빼여내 이것을 백분율로 나타내보면, 신경허 74%, 간경허 73%, 폐경허 56%였으나, 이런 각 병경사이에는 통계적인 유의차는 볼수 없었다. 그 결과로 봐서, 각 병경에 있어서의 치료성적은 거진 같은 정도로 추측된다.

表 12 病經에 의한 初步硏究의 治療成績

	總　數	平均觀察日數	平均治療回數	成		績	
				優	良	不　變	不　良
腎經虛	66	36	18	49	12	5	0
肺經虛	26	34	28	19	3	4	0
肺經虛	9	50	18	5	2	1	1
計	101			73	17	10	1

치료중단과 약물요법

초보연구를 행한 좌골신경통 101 예 가운데 그 치료기간중에 5 일내지 14 일간(평균 8 일간) 치료를 중지한 증예가 5 예 였다.

이들 증예에 대해 그 증상을 보면, 5～12 회의 치료에 의해 압통과 라세一그 현상이 경쾌해지고 있던것이 치료 중단후에는 어떤 증예도 먼저보다 병상이 악화해 있음이 관찰되었다.

그뒤에 제차 치료를 계속하니까, 이들 증예는 예외없이 증상이 소실되어 우외 성적이 되였다.

이 5 예의 경험은 근소한 예로 이것에 의해 결론을 생각한다는건 빠르나 침구치료의 중단에 의해 어느 증예나 증상이 악화했다는 사실은 좌골신경통에 대한 침구치료의 유효성을 시사하는것이라고 말할수 있을것이다.

초보연구의 101 예 중에는 침구치료를 개시하기전에 약물요법 특히 주사를 받은 환자가 32 명 있었다. 이들의 환자는 처음에 주사요법을 받아서 증상의 회복이 나쁘고, 결국 만족할수 없어 침구치료를 구한것이지만, 여기에 침구를 행하니까 표 13 의 결과가 됐다.

즉 주사에 의해 증상이 어느정도 회복한것은 15% 였음에 대해 그것들에 주사요법을 중지하고 침구를 가했더니 우가 9%, 양이 85% 라고하는 고율의 개선을 나타냈다.

表 13 注射와 針灸

	優	良	不 變
注 射	0 (0%)	5 (15%)	27 (85%)
針 灸	3 (9%)	27 (85%)	2 (6%)

이 양 치료의 비교는 주사와 침구가 동시대조가 아니고, 또 전에 행한 약물요법의 잔류결과가 뒤에 나타났다는것도 성립될수 있어 그런뜻

으로는 완전한 비교대조가 않되지만, 이 성적으로 추측해서 침구는 유효한 치료수단이리라고 생각된다. 그러나 침구치료에 의해 무효의 증예가 약물요법으로는 어디까지 개선되느냐가 불명이기 때문에 이에 의해 침구치료의 우위성을 속단하기를 위험하고 그 해결은 금후의 연구볼 기다리지 않을수 없다.

2. 병형과 주요점

병형과 치료성적

위에 말한 초보연구를 행한 101 예의 좌골신경통은 동양의학적인 친단에 의해 변동경락을 판정하고, 그에 따라 반응이 있는 경혈을 선택하여 치료를 행한 것이다. 그러나 동양의학의 진단은 그 진찰에 있어서의 정보의 불안정성과 각 술자(術者)간에 있어서의 정보의 객관성에 크나큰 문제를 내포하고 있기때문에 더욱 안정되고 객관성이 높은 진단방법이 있으면 그것은 가장 바름직한것이라 생각 되여왔다.

이 초보연구의 임상관찰을 진행하고 있는가운데 내가 지금까지 행해온 방법과는 별도로 더욱 간단하고 안정성있는 병상(病像)을 발견했다. 그것은 환자의 자각증상과 간단한 과각적소견을 대상으로 병형을 분류하는 방법으로서 이것은 고전적(古典的)인 방법에 비해 훨씬 정보획득이 용이하며, 객관성이 높은것이다. 더욱 모든 병형에 대한 치료점의 문제를 들고 보더라도 이 분류에 따르면 대응붙이기가 극히 고도인것을 알수 있었다. 그 병형을 분류하는 기준은 다음과 같다.

후측형(後側型) Posterior type
　　요부·전부·대퇴후면·하퇴후면의 전역(全域)혹은 그 일부(방광경)에 자발통 또는 압통점이 있는것 (도 27 A).

전측형(前側型) Anterior type
　　후측형의 증상과 동시에 하퇴전면(위경)에 자발통 또는 압통점에 있는것 도 27 의 A·B).

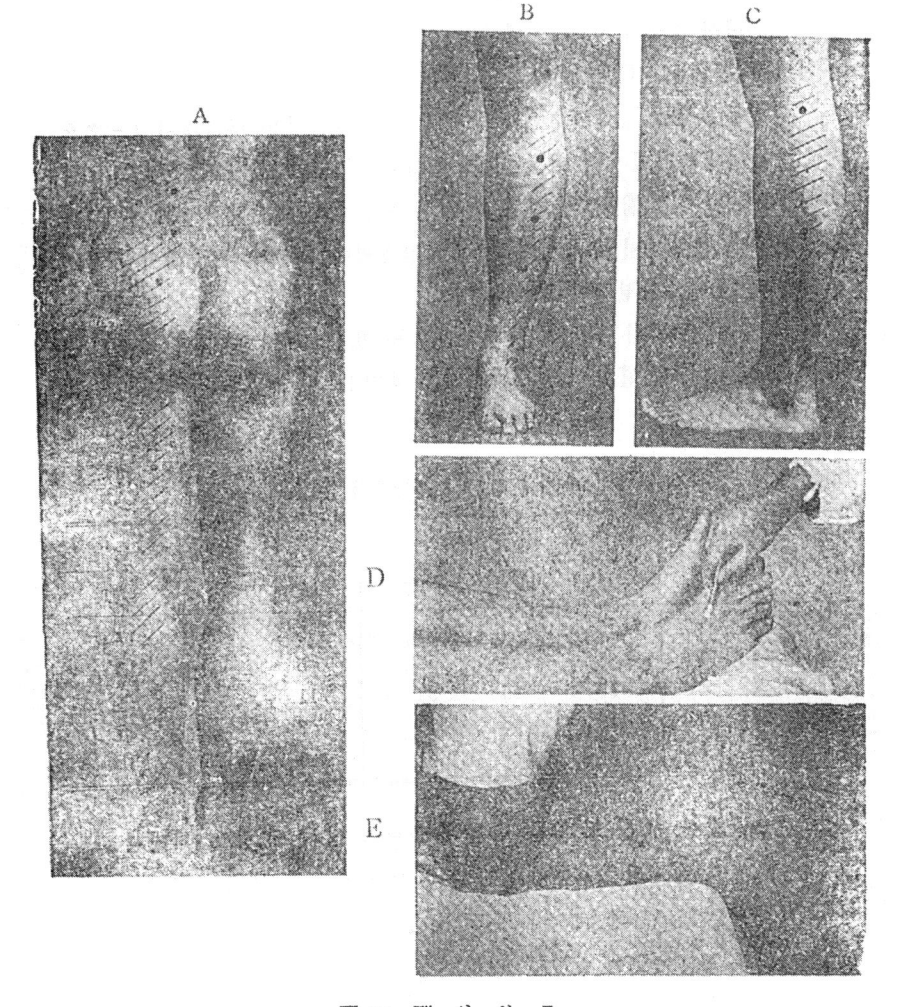

圖 27 型 의 분 류

외측형(外側型) Lateral type

후측형의 증상과 동시에 외퇴외면(膽經)에 자발통 또는 압통점
이 있는것 (도 27 의 A · C)

총합형(總合型) Combined type

이상 3형의 증상을 합한것 (도 27의 A·B·C).

기질형(器質型) Oganie type

동통에는 관계없고, 하퇴 족부에 지각둔마를 나타내던가, 혹은 아끼레스건반사의 감약 또는 소실을 이르키는것 (도 27의 D·E).

이 새로운 층별(層別)에 의해 먼저 조보연구로서 관찰한 101에의 좌 골신경통을 분류하면 후측형이 46에, 전측형이 12에, 외측행이 7에, 총합형이 11에, 기질형이 25에 였다.

이 병형에 따라 치료를 행한 관찰일수를 보면 표 14와 같이 기질형은 평균 54일로 가장 길게 요했으며, 그외 4형은 30수일로 거의 같은 정 도였다.

表 14 病型에 의한 初步研究의 治療期間

型	例數	觀 察 日 數			治 療 回 數		
		最短	最長	平均	最短	最長	平均
後 側 型	46	5	110	34	5	54	17
前 側 型	12	8	114	39	5	33	19
外 側 型	7	15	96	39	11	53	24
總 合 型	11	10	65	38	7	46	25
器 質 型	25	7	171	54	6	96	31

그 치료일수에 대해 표 14를 보면 후측형이 평균 17회로 가장짧고, 그 다음으로 전측·외측·총합으로 순차 치료 회수를 많이 요하며, 기질 형은 평균 31회로 가장 장기의 치료를 필요로 하는 병형으로 되여있 다. 다음에 치료성적을 5형에 분류하면 표 15와 같거니와 그 가운데 우의 중에만을 골라내어 성적을 보면, 후측형과 전측형에서는 다같이 80%이상을 접하고, 다음으로 외측형 71%, 총합형 64%로 순차감소 기 질형은 가장 저율로서 48%로 되여있다. 이와같이 하위의 병형(표 15) 으로 길수록 개선율이 저하함을 나타내고 있는데, 특히 후측형과 전측

表 15　病型에 의한 初步硏究의 治療成績

型	優	良	不　變	不　良	總　數
後 側 型	39 (85)	2 (4)	5 (11)	0	46 (100%)
前 側 型	10 (83)	2 (17)	0	0	12 (100%)
外 側 型	5 (71)	2 (29)	0	0	7 (100%)
總 合 型	7 (64)	2 (18)	1 (9)	1 (9)	11 (100%)
器 質 型	12 (48)	9 (36)	4 (16)	0	25 (100%)
計	73	17	10	1	101

형에 비해 기질형에서의 개선율이 낮음은 고도로 유의였다.

여기서 먼저 행한 경락적인 분류에 의한 치료와 새로운 형의 분류에 의한 치료와를 비교해 두고싶다.

즉, 병형의 분류에서는 치료성적에 유의차가 있었던점으로 봐서 예후(豫後)의 추측이 어느정도 가능한데 대해 경락의 분류에 의한 치료성적에서는 이러한 의의를 발견할수 없었다. 따라서 5형으로 분류한 병상은 이증세에 대한 豫後의 판정이라는 일변에도 필요한것이라 생각된다. (豫後에 대해서는 10장을 참조)

주요점의 설정

초보연구의 101예에 쓴 경혈은 면역의 치료성적의 항에 얘기한바와 같이 이것을 집계하면 50여혈이란 다수였다.

이들 모든 경혈을 연구의 출발점으로 하기에는 너무 번잡하고 또 이들의 증예 가운데에는 무효예(無効例)도 포함되여있어 그 사용경혈이 합리적이냐 아니냐에도 의문이 있다. 그래서 치료성적이 우(73예)이였던 증예는 일단 침구치료가 유효했었다고 가정하고 여기에 사요한 치료점을 5형에 나누어 정리하여 거기에 각형에50%이상 공통된 치료점만을 골라냈다. 표16은 그 치료점을 표시한 것으로, 총계 13점이였고, 표중의 숫자는 각병형의 예수에 대한 사용율이다.

여기에 골라낸 치료점(13혈)을 금후의 연구대상으로 하려고 생각하여 이것을 이하주요점(Principal Points)이라 부르기로 한다. 각병형에 대

表 16 治療成績優의 經穴使用度

	例數	腎俞	大腸俞	上胞肓	殷壓	外胞肓	承扶
後 側 型	39	72	92	90	95		
前 側 型	10	60	100	90	90		
外 側 型	5	100	100	80	100	60	
總 合 型	7	100	100	86	100		57
器 質 型	12	58	83	92	100		

	殷門	外承筋	復溜	跗腸	三里	條口	外丘
後 側 型	56	64					
前 側 型	90	60			80		
外 側 型	100	80	60		80		60
總 合 型	86	86	71		86	57	
器 質 型	58	83		58	50		50

表 17 各病型의 主要治療點

5 型 共 通	腎俞 大腸俞 上胞肓 殷壓 殷門 外承筋			
前 側 型	三里			
外 側 型	三里	外胞肓	溜溜	外丘
總 合 型	三里	承扶	復溜	條口
器 質 型	三里	跗腸	外丘	

한 주요점은 표17에 표시한것과 같으며, 후측형에 대해서는 5형공통의 치료점만을 사용하여 그외의 4형에는 공통치료점외에 표17에 나타낸 각각의 치료점을 보태는 것이다. 이 5형에 대한 주요점을 알기 쉽게한것이 도28이다.

여기에서 경락에 의한 층별의 방법과 병형에 의한 층별의 방법에서는 치료점의 공통성에 대해서 어떠한 의의가 있는가를 얘기해 두고싶다. 초보연구의 101예의 치료점을 보면, 경락에 의한 분류에서는 좌골신경통으로서의 압통점이 방광경·위경·담경에 많이 나타남에도 불구하고, 병경의 판정은 반드시 그 경락이 않돼고, 때로는 폐경, 간경의 명변으

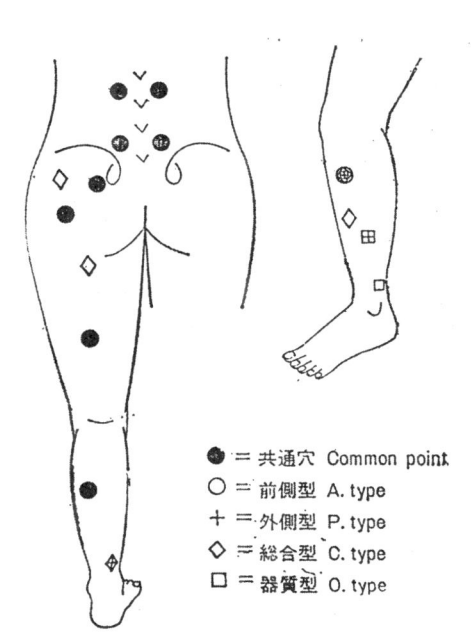

共通穴 Common point
前側型 A. type
外側型 P. type
総合型 C. type
器質型 O. type

圖 28 주 요 치 료 점

로 진단되기때문에 치료점은 효율좋게 대응되기 어려운 **것이다.** 그애
반하여 병형에 의한 분류는 자발통과 압통이 있는 경락이 그대로 병형
으로 진단되기때문에 치료점의 공통성은 극히 높고 그런 의미에서 이층
별은 실제로 즉응(即應)한 것이라고 할수 있을것이다.

3. 주 요 점 연 구

목적과 치료법

앞에서 고른 주요점만에 의한 임상관찰을 이하 주요점연구(Study of
Principal Points)라 부르기로 한다. 이 항(項)에서는 주요점 연구에 의
한 치료성적과 앞의 초보연구의 치료성적과를 비교하여 주요점에 의한

치료의 유효성을 검토하려 한다.

따라서 이 연구에서는 사용경혈을 주요점만으로 한정하고, 수기는 초보연구와 같은 방법을 썼다.

또한 전과정을 통하여 도중에서 치료법의 병경은 행하지 않았다. 침과 구는 병용치료를 원칙으로하나 특히 한쪽을 원하는 경우는 환자의 자유의사에 맞겨 성적의 관정도 초보연구와 같은모양으로 행했다.

연구대상은 나의 치료소를 찾은 좌골신경통의 환자들이였음도 생활조건에 특별한 지시를 주지않고, 관찰하였음도, 초보연구때와 같은모양이였다.

경   과

먼저 말한바와 같이 압통및 라세—그현상을 수량가로서 빼내기 위해 압통계 현수각도계를 써서 측정했는데 이 압통량 및 라세—그각도(환지 거상각도)의 수가 증가하는것은 증상의 회복을 의미하는 것이다. 그러나 이와같이 측정한 수치(數値) 그 자체는 부위치및 개인차가 있어서 그냥 그대로 비교할수 없기 때문에 이하 경과를 얘기할때에는 회복했을 때가 100 이 되도록 각 측정가를 변환(변환가—變換値—이하같음)하여 圖에 표시하기로 한다.

또 이 항에서는 압통량과 라세—그각도의 경과곡선이 자발통과 어떠한 관계에 있는가를 다음과 같이 도시한다.

즉 제 2 장에 얘기한바와같이 자발통부위를 전부 대퇴후면 하퇴외면등과 같이 구분하고, 동통의 정도를 十기호에 의해 기록한것을 十一는 一점, 十는 2점, 廿는 3점, 卅는 4점으로 체점하고, 그날그날에 있어서의 각부위의 합계접수를 동통의 정도로서 나타냈다.

우선 대표예로서 23세의 남자, 우선측정(右前側型)의 증예를 들자.

이 환자는 약 5개월 전부터 우전부에 냉감이 있고, 피곤하면 그 부분에 아품을 느껴왔는데, 그러던중 전부로 부터 대퇴후면, 하퇴전면까지 강하게 아프게 됐다. 여기에 전측형의 침구치료를 하였더니 도 29(A)에 나타낸바와 같이 자발통의 경감에 따라 압통량도 라세—그각도와 합

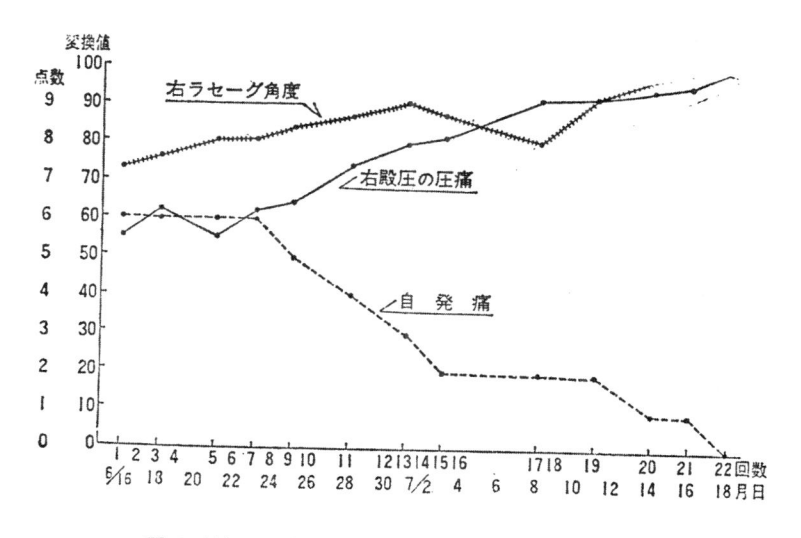

圖 29(A)   主要점치료부터 經過(前例型 23☆)

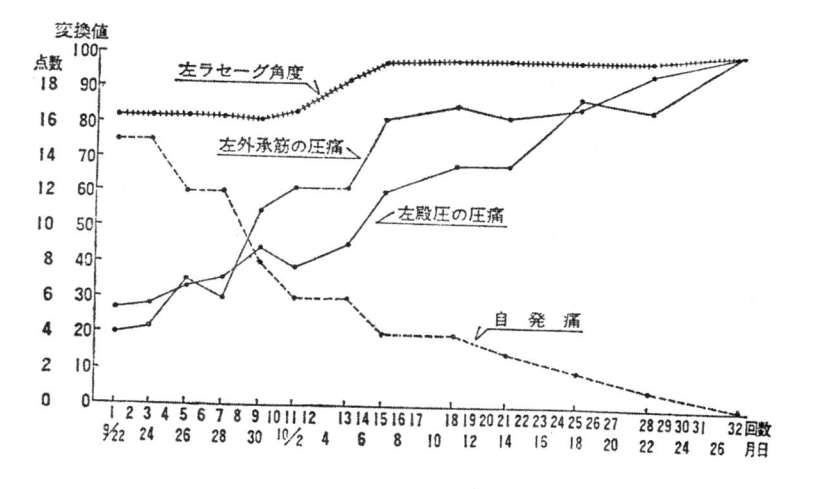

圖 29(B)   主要점치료부터 經過(外側型 46세 우)

께 경감하여 22회의 치료로 모든 증상은 전부 소실됐다.

또 주요점치료의 환자에 대해 여기 1예의 경과를 보자. 이것은 46세의 여자인데, 병형은 외측형의 증예이다.

약 20일전 부터 요통이 있고, 10일전 부터 감기에 의한 발열로 요통이 강하여져서 대퇴후면 부터 하퇴의 후면과 외면까지 아프게 됐다. 여기에 주요점만을 사용한 침구치료를 행했더니 도 29 (B)에 표시한것 같이 자발통은 순조로운 경과를 따라 개선돼여 압통량도 라세—그각도도 자각증상에 평행하여 경감돼 32회의 치료로서 모든 증상은 회복했다.

이 2예의 경과에서 보는것 같이 자발통의 회복에 따라 압통량과 라세—그각도의 개선이 평형적으로 일어나는것은 거의 모든 증예에 있어 볼수 있다.

따라서 압통량도 라세—그각도도 이 증세의 연구에 있어 병상의 정도를 나타내는 중요한 지표로 삼을수 있는 기능을 생각할수 있다. 또 이 2예의 환자에는 보는바와 같이 치료를 개시한 초기에는 증상이 약간 급속히 개선하고, 후기에는 천천히 회복하는 경향은 좌골신경통에 있어서의 일반적인 경과였다.

다음에 주요점연구의 모든 증예에 대해 치료기간을 나타내면 표 18에 표시한바와 같고, 각 병형에 의한 치료회수는 거진 초보연구(표 14)와 비슷하였다. 다만 총합형은 주요점연구에 있어서 약간 치료회수가 많아

表 18 主要點研究의 治療期間

型	例數	觀 察 日 數			治 療 回 數		
		最短	最長	平均	最短	最長	平均
後 側 型	10	7	58	23	5	35	17
前 側 型	5	23	119	46	15	48	24
外 側 型	3	30	45	37	14	32	21
總 合 型	4	43	127	95	26	73	42
器 質 型	6	26	139	52	14	36	26

表 19 主要點研究의 治療成績

型	優	良	不 變	不 良	總 數
後 側 型	9 (90)	1 (10)	0	0	10 (100%)
前 側 型	4 (80)	1 (20)	0	0	5 (100%)
外 側 型	2 (67)	1 (33)	0	0	3 (100%)
總 合 型	1 (25)	0	3 (75)	0	4 (100%)
器 質 型	2 (33)	2 (33)	2 (33)	0	6 (100%)
計	18	5	5	0	28

져있는데 이 연구에서는 근근히 4예뿐이였기 때문에 중증(重症)이 때
때로 몰인것으로 생각되여 총합형에 많은 치료회수를 요한다는 결론을
내리지는 못할것이다.

성   적

주요접연구의 치료성적은 표 19에 표시함과 같이 우 18 예(64%), 양
5 예(18%), 불변 5 예(18%), 였고, 불량은 볼수 없었다.

여기에서 병형별로 나누어 우의 증예만을 골라보면 후측형 90%, 건
측형 80%, 외측형 67%, 총합형 25%, 기질형 33%였다.

그럼, 초보연구와 주요접연구는 동시대조가 아니니까 참다운 비교는
곤란하지만, 이제부터 연구를 진행하기 위해서 일단 성적을 비교하여
보자.

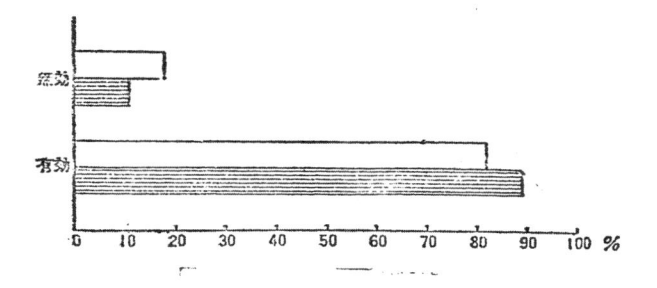

圖 30 初步연구와 主要點 연구의 비교

　양 연구의 평균치료회수는 초보연구가 26회, 주요접연구가 28회로서 거진 같은정도이다.

　치료성적은 초보연구가 우 72%, 양 17%인데 비해 주요접연구는 우 64%, 양 18%로서 우와 양을 보탠 유효예는 도 32 를 보듯이 초보연구가 약간 나은것같이 보이지만 이 정도의 차는 통계학적으로는 아무런 의미도 없고, 거의 같은정도의 성적이라고 말할수 있다.

　이상의 결과로 봐서 초보연구에 쓴 경혈을 극도로 감수시켜, 소요점만 써도 좌골신경통의 치료성적은 거진 저하시키지 않는다는것이 판명된것이다. 이 주요점에 의한 치료는 경혈수의 감소에 의해 시간의 절약에 필요할뿐 아니라, 환자에 대해서는 침구에 의한 통감 열감등의 고통을 주는것이 적어지고, 용이하며 객관적인 병형의 분류와 연관하여 얼마만큼의 이점을 볼수있음을 말할수 있을것이다.

제 7 장 주요점의 검토

전장의 연구에 의해 주요점은 좌골신경통증후군의 치료로서 유효한 경혈이라는것이 판명됐다. 이 주요점은 처음 압통 또는 경결로서 반응이 있는것, 또는 동양의학이 취혈법칙(取穴法則)에 따라 경혈을 선택한 것인데 각형에 쓰이는 치료점의 조합이 합리적인 것이라는 검토가 돼여 있지 못하다. 그래서 나는 주요점의 조합(짜임)에 의한 의의를 추구하기 위해 일정한 실험계획에 따른 임상시험의 형으로 연구를 행했다.

이 연구는 약 10년의 세월을 요했고, 어느정도의 지견(知見)을 얻을 수 있었음으로 이하 그 개요에 대해 론하기로 한다.

1. 연 구 방 법

관 찰 법

나의 치료소를 찾는 좌골신경통증후군의 **환자를** 대상으로하여 板倉 (板倉武)박사가 말한 대조기의 방법(對照期의 方法)에 의해 주요점의 의의를 추구하기로 했다. 그래서 우선 대조기란 어떠한 비교관찰인가를 말하기로 한다. 우선 먼저 각형의 주요점 가운데 연구코저하는 一穴을 제외하고 그밖의 주요점에 의해 일정기간의 치료를 행하고 성적을 관찰하고, 이것을 전관찰기로 한다. 다음에는 연구코저하는 주요점을 보태여 일정기간의 치료를 계속하고 성적을 관찰해 이것을 시험기로 한다. 이 전관찰기와 시험기의 성적을 비교하여 연구코저하는 경혈이 어떤 의의를 갖고 있는가를 평가하는 것이 대조기라 부르는 관찰방법인것이다.

이 성적의 평가는 뚜렸한 압통점을 측정한 압통량과 라세—그현상을 측정한 라세—그각도를 주된 성적측정의 척도로하여 자발통, 지각둔마, **아끼레스건반사장해**, 척추측만등을 참고자료로하여 판정했다. 그 결과

성적판정의 기준을 다음 3종류로 나눴다.

　　유효——전관찰기의 성적보다 시험기의 성적이 우수한것

　　무효——전관찰기와 시험기의 성적이 거의 비슷하다고 보이는것

　　악화——전관찰기의 성적보다 시험기의 성적이 떨어진것

　더욱 그 대조기의 연구때에는 환자의 생활상태에 특별한 지시를 주지 않기로 했다. 만약 이러한 지시를 주변 작업량의 감소 또는 안정등에 의해 질병의 상태에 변화를 이르킬것이 생각되기 때문이었다.

치 료 법

　이 연구는 치료법의 의의를 검토하기 위한것이기 때문에 관찰기간중에는 시종 수기를 동일한 방법으로 행하지 않으면 않된다.

　만약 도중에서 수기를 변경한 경우에는 그 결과가 치료점에 의한것인지 수기의 변경에 의한것인지가 불명해지기 때문이다.

　침은 19~21호(2~3번)의 은을 사용하고, 수기는 전장에서 말한 초보연구의 경우와 같이하고, 시구(施灸)도 또한 같은 방법을 채용했다. 침의 자입방향은 피부면에 대해 직각으로 했다. 치료종목은 침구병용을 원칙으로하되 만약 환자가 한쪽을 싫어하면 침 또는 구에 의한 단독치료를 행했다.

　치료점중에 신유와 대장유는 양측을 사용하지만 그외는 환측만을 했다. 치료의 체위는 요전부, 하지후면은 복와위(伏臥位)로 그외는 앙와위(仰臥位)로 행하지만 만약 동통이 심할때는 환자를 위로하고 측와위(側臥位)로 치료했다.

2. 주 요 점 의 의 의

신유의 의의

　우선 신유의 임상적 의의를 관찰한 우후측형의 1예에 대하여 경과를 엿보기로 하자.

　도 33은 압통량과 라세——그각도의 변화(변환가)를 나타낸것인데, 압

통은 전압(殿壓)과 은문(殷門)에 뚜렷한것이 나타나있었기 때문에 이것을 측정해서 성적판정의 지표로 삼았다. 우선 전관찰기로서 신유를 제외한 후측형의 주요점에 의해 3회의 치료를 행하니까 압통및 라세—그현상의 회복은 조금만 보였을뿐이고 그외의 증상에 변화는 보이지 않았다. 다음애 시험기로서 전기(前記)치료에 신유를 보태서 침구를 행하니까 압통및 라세—그현상은 뚜렸히 회복하여 자발통 그외의 증세도 급속히 개선되

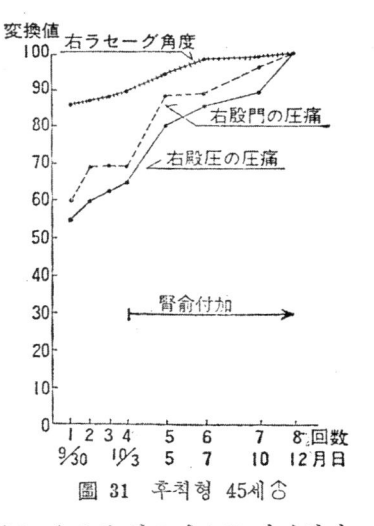

圖 31 후측형 45세♂

는게 보였다. 따라서 이 증예에 대해 신유는 유효한 치료점으로 판정했다.

이와 같은 방법에 의해 신유의 의의를 25에에 대해서 연구했다. 이 경우 전관찰기와 시험기의 치료회수는 각 증예마다에 동일회수로 비교했지만, 그 평균치료회수는 5회였다. 그 성적은 표 20 과 같이 유효 20 예(80%), 무효 5 예(20%)였고, 악화는 없었다

表 20 腎兪의 成績

	有効	無効	惡化	總　數
後 側 型	5	3	0	8
前 側 型	7	0	0	7
外 側 型	2	0	0	2
總 合 型	3	1	0	4
器 質 型	3	1	0	4
合　　計	20 (80)	5 (20)	0	25 (100%)

性別：男 10 例，女 15 例
治療：針灸 18 例，針 3 例，灸 4 例

또 각형에 분류하여 성적을 보다도 유효가 많아진점은 전증예의 경우

와 같았다. 따라서 신유는 5 형에 공통하는 유효한 치료점이라고 인정
할 수 있을 것이다.

대장유의 의의

대장유의 의의는 24 예의 환자에 대해 연구했다. 그 전관찰기와 시험
기의 치료회수는 각각 평균 6 회였는데, 그 성적은 표 21 과 같이 유효
18 에 (75%), 무효 6 에 (25%)였으며, 악화는 없었다. 이 유효와 무효의
관계는 각형에 나누어도 거의 같았다. 따라서 대장유는 5 형에 공통된
유용한 치료점으로 생각된다.

表 21 大腸兪의 成績

	有効	無効	惡化	總 數
後 側 型	4	1	0	5
前 側 型	5	2	0	7
外 側 型	1	1	0	2
總 合 型	3	0	0	3
器 質 型	5	2	0	7
合 計	18 (75)	6 (25)	0	24 (100%)

性別 : 男 9 例, 女 15 例
治療 : 針灸 20 例, 灸 4 例

상포항의 의의

상포항의 치료적의의에 대하여는 23 예의 환자로 연구를 행했다. 그
전관찰기와 시험기는 다같이 평균 7 회의 치료를 행위 표 22 의 성적을
얻었다. 즉 유효는 21 예 (91%)의 대다수를 차지하고있고, 무효는 2 예
(8%)로 악화는 없었다. 따라서 상포항도 각형에 공통한 유효한 치료점
으로 봐도 될것이다.

전압의 의의

전압의 의의를 대조기의 비교관찰로 연구한 1 예를 골라서 경과를 보
기로 하자. (도 32).

表 22　上胞肓의 成績

	有効	無効	惡化	總　數
後　側　型	7	0	0	7
前　側　型	4	0	0	4
外　側　型	3	0	0	3
總　合　型	3	1	0	4
器　質　型	4	1	0	5
合　　計	21 (92)	2 (8)	0	23 (100%)

性別: 男10例, 女13例
治療: 針灸20例, 灸3例

　본예는 53세의 철물점주인인데, 18년전에 넘어져서 허리를 강타하여 그때부터 요통, 우 하지통이 드문드문 있었다.
　약 2개월전부터 오른쪽 좌골신경로에 동통을 느껴 10일쯤전부터 강열한 아픔이 돼여, 척추의 측만까지 나타나게 되었다.　라세—그현상은

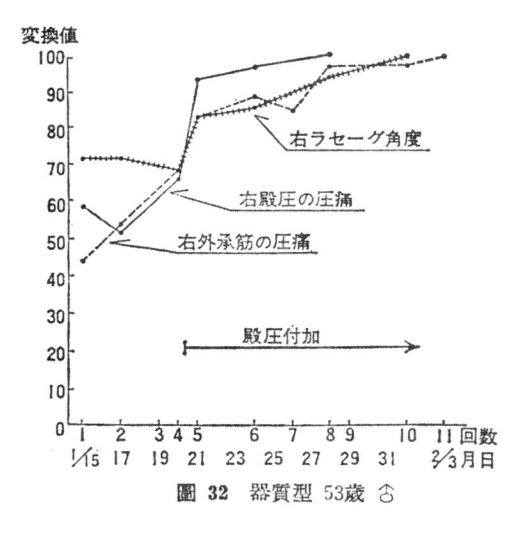

圖 32　器質型 53歲 ♂

　양성이며, 전압·외승근에는 뚜렸한 압통이 나타나 있었다.　따라서 이 압통과 라세—그현상의 측정가를 주된 지표로 하여 경과를 보기로 했다.

우선 기질형의 주요점에서 전압을 제하고 3 회의 치료를 행하고, 다음
에 4 회째부터 전압을 가하여 치료를 계속하였었는데, 전압을 가한뒤의
경과곡선은 급속히 상승하여 회복으로 향했다. 따라서 이 증예에 대해
전압은 유용한 치료점으로 평가했다.

表 23 股壓 의 成績

	有效	無效	惡化	總　　數
後 側 型	4	1	0	5
前 側 型	3	0	0	3
外 側 型	2	0	0	2
總 合 型	3	1	0	4
器 質 型	3	2	0	5
合　　計	15 (79)	4 (21)	0	19 (100%)

性別 : 男 7 例, 女 12 例
治療 : 針灸 18 例, 灸 1 例

이 증예와 같은 관찰방법에 의해 전압의 의의를 19 예의 환자로 연구
하였던바(전관찰기의 시험기의 치료회수는 평균 각 6 회) 표 23 과 같이
유효 15 예(79%), 무효 4 예(21%)로서 악화는 볼수 없었다.

이 유효율은 각형에 분류하여보면, 기질형에 약간 낮은것이 눈에 띄
이는데 예수가 너무 잦아서 일단 어느형에 대해서도 공통한 유효점으로
평가 해 두고싶다.

외포항의 의의

외포항의 의의를 연구한 51 세의 전기공(電氣工)〔우총합형〕에 대하여
경과를 보기로 하자. 이 환자는 요전부로부터 하퇴의 전측과 외측에 걸
쳐서 안정시에도 강한 동통을 호소하고 있어, 압통점은 전압이 뚜렸하
고 라세―그현상도 강양성이였다.

고로 이 압통량과 라세―그각도의 측정가를 지표 삼아 도 33 의 경과
곡선을 보면 외포항을 제한 주요점에 의한 4 회의 치료에서는 증상의 개
선은 거의 볼수 없었으나, 외포항을 부가하고부터 곡선은 급속히 상승

하여 증상이 경감하는 것을 관찰할수 있었다. 이 결과로서 본 증예에 대해서 외포항을 유효한 치료점으로 판정했다.

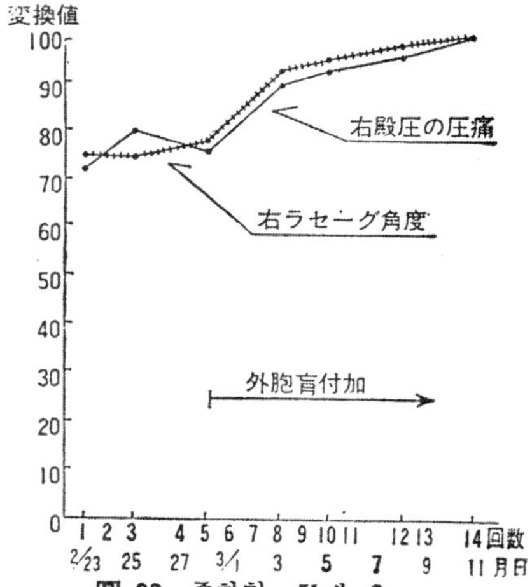

이와 동일한 비교관찰에 의해 외포항을 30예에 대하여 연구한 성적은 표24와같이 유효 21예(70%), 무효 9예(30%)였고, 악화는 없었다. 이와같이 외포항은 전체적으로 유효율이 높은 치료점이나 이것을 각형에 나누어 성적을 보면 후측형을 유효와 무효가 반반석 되여 있으나, 악화한 증에는 볼수 없었다. 그외의 병형은 유요가

圖 33 종합형 51세 ♀

고율이 되여있다. 따라서 모든형에 공통의 치료점으로 정해도 좌골신경통에 대해 악영향이 있는것으로는 생각할수없다.

表 24 外泡肓의 成績

	有効	無効	惡化	總 數
後 側 型	5	5	0	10
前 側 型	4	0	0	4
外 側 型	2	1	0	3
總 側 型	4	1	0	5
器 質 型	6	2	0	8
合 計	21 (70)	9 (30)	0	30 (100%)

性別：男13例, 女17例
治療：針灸13例, 針7例, 灸10例

승부(承扶)의 의의

승부의 의의를 26예의 환자로 연구했다. 그 성적은 표25와같이 유효 5예(19%), 무효 21예(81%)였고, 악화의 증례는 없었다. 이와같이

무효예가 대다수를 차지하고있는점은 5예에 분류해 봐도 마찮가지였다. 따라서 승부는 치료시간의 손실과 환자에 주는 고통이란 점으로 생각해 치료점에서 제외하기로 했다.

表 25　承 扶 의　成 績

	有効	無効	惡化	總　　數
後　側　型	1	3	0	4
前　側　型	2	5	0	7
外　側　型	0	2	0	2
總　合　型	1	5	0	6
器　質　型	1	6	0	7
合　　　計	5 (19)	21 (81)	0	26 (100%)

性別 : 男 10 例, 女 16 例
治療 : 針灸 21 例, 針 1 例, 灸 4 例

은문(殷門)의 의의

은문의 작용을 연구한 증예중에서 푸렸한 영향이 있던 1예를 끌라 그 경과를 보기로 하자, 17세의 크리―닝업의 남자로 양측성의 좌 골신경통이였는데, 여기서는 동통이 강했던 우측의 압통량과 라세― 그 각도만을 뽑아서 도에나타냈다. 처음 은문을 제한 5회의 치료에서는 압통은 오히려 악화의 경향이 있었으나, 은문을 부가하고부터 압통은 현저하게 개선되여 그외의 증상도 시험기에 급속히 회복해 11회의 치료로 증상은 소실했다. 이 경과로 봐서 은문은 유효라고 평가했다.

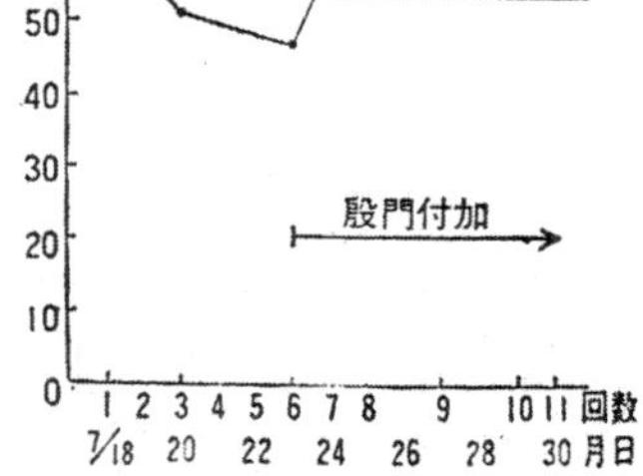

이 증예와 같이 은문에 대해 32예의 환자에 연구를 행했던바, 표 26 과같이

圖 34　前側型　17세　♂

유효 28 예(88%), 무효 4 예(12%), 악화없는 성적이 됐다. 이와같이 유효가 고율인 점은 총예수에서 보더라도 또 5 형에 분류해 봐도 같은 것으로 봐서 은문은 5 형에 공통의 유효점으로봐도 좋을것이다.

表 26 殷 門 의 成 績

	有効	無効	惡化	總 數
後 側 型	8	0	0	8
前 側 型	5	0	0	5
外 側 型	2	0	0	2
總 合 型	6	2	0	8
器 質 型	7	2	0	9
合 計				

性別：男 16 例, 女 16 例
治療：針灸 29 例, 針 1 例, 灸 2 例

외승근의 의의

외승근의 작용을 22 에의 환자에 대해 연구했다. 그 결과는 유효 21 예 (95%), 무효 1 에(5%), 악화없음(표 27)이였다. 이 성적으로봐서 외승근은 총체적으로도 또 각형에 대해서도 일상적으로 유용한 치료점으로 생각된다.

表 27 外 承 筋 의 成 績

	有効	無効	惡化	總 數
前 側 型	4	1	0	5
後 側 型	4	0	0	4
外 側 型	2	0	0	2
總 合 型	5	0	0	5
器 質 型	6	0	0	6
合 計	21 (95)	1 (5)	0	22 (100%)

性別：男 9 例, 女 13 例
治療：針灸 17 例, 針 2 例, 灸 3 例

跗陽의 의의

우선 부양의 의의를 관찰한 좌기질형(左器質型)의 여성(68세)에 대
하여 그 경과를 살펴보자. 이 증예는 약 1개월전에 좌하지하면의 동통
을 이르켜 주사의 치료를 받았는데, 증상은 경감해지질 않았다. 초진때
는 여러곳에 압통을 나타냈는데 그중에서도 외승근이 뚜렸다.

라세ㅡ그현상은 약양성이었고, 아끼레스건반사는 소실하고, 족배소지
측에 지각둔바가 있었다. X선사진은 변형성척추증과 추간판변성에 의한
추간공의 협착을 나타냈다. 뇨중의 단백, 당은 음성이고, 혈침은 정상
이였다. 도 35 은 이 환자에 대하여 외승근의 압통량을 측정하고 경과를
관찰한 것이다. 우선 부양을 제한 기질형의 주요점으로 7 회 치료했는
데, 압통에는 뚜렸한 영향이
보이지 않았다. 그후 부양을
부가하여 치료하니까 급속히
압통은 개선되어 곡선은 급
카ㅡ부로 상승하여 그외의
증상도 압통에 평행해서 경
감됐다. 따라서 이증세에 대
해 부양은 유효로 인정했다.
이와 같은 방법으로 부양의
의의를 31 예의 환자에 대해
관찰했다. 그 성적은 표 28

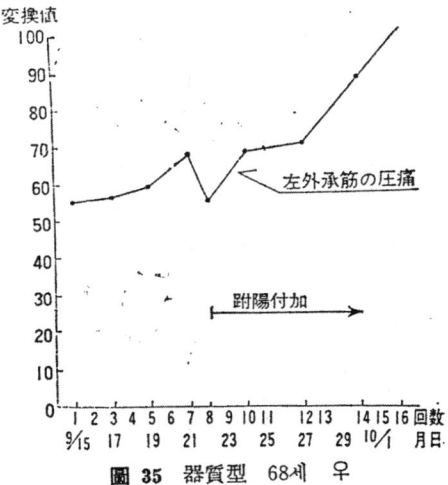

圖 35　器質型　68세　우

과같이 유효 16 예(53%), 무효 15 예(47%), 악화없었고 총체적으로는
유효율은 높지 않았다. 그러나 5형에 분류하여 성적을보면, 기질형은
유효예가 뚜렸하게 많고 외측 및 총합의 양형은 유효가 약간 많어져 있
는것에 대해 후측 및 전측의 2형은 무효가 대다수를 차지하고 있다.

　　따라서 악화예는 경험할수 없었던점으로, 외측형, 총합형 및 기질형
의 3형에 대헤 부양은 유효한 치료점으로 정할수 있을것이다.

表 28 附 陽 의 成 績

	有効	無効	惡化	總 數
後 側 型	1	4	0	5
前 側 型	0	5	0	5
外 側 型	2	1	0	3
總 側 型	5	4	0	9
器 質 型	8	1	0	9
合 計	16 (53)	15 (47)	0	31 (100%)

性別 : 男 8 例, 女 23 例
治療 : 針灸 30 例, 灸 1 例

삼리(三里)의 의의

삼리의 임상적의의를 31 예의 환자에서 연구했다.

그 성적은 표 29 와 같이, 유효 23 예(74%), 무효 8 예(26%), 악화없었고, 전체적으로 유효율이 높았다.

이것을 각형에 나누어 보면, 전측형은 7 예전부가 유효로 돼있음이 눈에 띄우고있고, 하퇴전측, 즉, 위경의 동통이 삼리와 관계가 깊다는 것을 의미하고 있다. 그 외의 형을 봐도 유효의 경향이 많이 나타나 있는 점과, 악화예가 보이지 않는다는 점을 합하여 생각하여, 삼리는 5형 모두에 유효한 치료점이라 정하여 좋을것이다.

表 29 三里 의 成 績

	有効	無効	惡化	總 數
後 側 型	3	2	0	5
前 側 型	7	0	0	7
外 側 型	2	0	0	2
總 合 型	4	3	0	7
器 質 型	7	3	0	10
合 計	23 (74)	8 (26)	0	31 (100%)

性別 : 男 20 例, 女 11 例
治療 : 針灸 28 例, 針 1 例, 灸 2 例

조구(條口)의 의의

조구의 의의를 명백히 하기 위해 31예의 환자에 대해 비교관찰을 행했다.

그 결과, 유효 3예(10%), 무효 28예(90%)였고, (표 30)전체적으로는 무효가 대다수를 차지하고 있다.

조구는 초보연구에 있어서, 총합형의 치료점이 되여 있었기 때문에, 특히 총합형의 증예를 많이 관찰했으나, 유효는 불과 10예가운데 1예뿐 이었다. 이 결과로 봐서, 조구는 치료점에서 제외시켜 좋을 것으로 생각한다.

表 30 條口의 成績

	有效	無效	惡化	總數
後側型	0	4	0	4
前側型	0	4	0	4
外側型	1	5	0	6
總合型	1	9	0	10
器質型	1	6	0	7
合計	3 (10)	28 (90)	0	31 (100%)

性別 : 男14例, 女17例
治療 : 針灸 26例, 針1例, 灸4例

외구(外丘)의 의의

외구의 임상적효과를 관찰한 1예를 골라내어 경과의 개요를 보자. 기왕증(旣往症)으로서 좌골신경통을 2년전에 경험한 52세의 상점주가 최근 또 좌하지에 동통을 강하게 느끼게 됐다면서 찾아왔다. 자발통은 요선부와 대퇴후면에 나타나 있었고, 압통은 전압, 외승근에 뚜렸한 것이 증명 되었다.

또 라세ー그현상도 양성이었고, 하퇴내측에는 지각둔마가 나타나고 있었다. 그레서 기질형이라고 진단했다. 우선 전관찰기로서 기질형의 주요점에서 외구를 빼고 4회 치료했더니 도 36의 경과에서 보는바와같이 두드러진 효과는 볼수 없었다. 다음에 시험기로서 외구를 가한치료를 행했더니 도와같이 각 측정가는 갑자기 경감돼여 그밖의 증상도 이와 형행적으로 회복됐다. 고로 이 환자에게는 외구가 유효로 판정됐다.

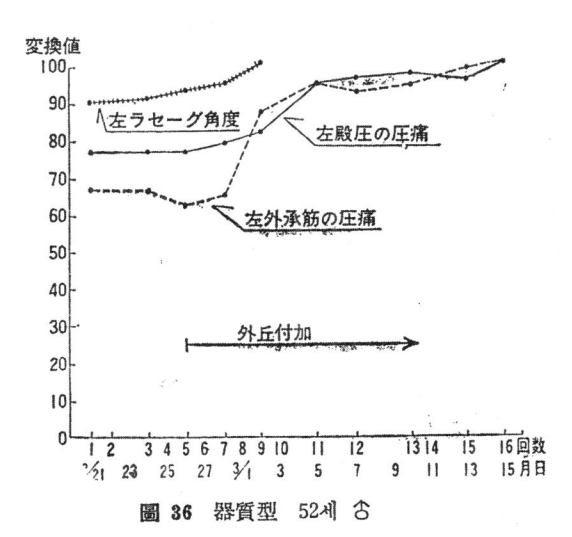

図 36 器質型 52세 ♂

이 증상과 같이 외구의 의의를 27 예의 환자에게 연구한 결과 표 31과 같이 유효 16 예(59%), 무효 10 예(37%), 악화 1 예(4%)의 성적이였다. 이 전증예의 유효율에서 보면 외구는 약간 유효의 경향이 있다고

表 31 外 丘 의 成 績

	有効	無効	惡化	總 數
後 側 型	0	3	1	4
前 側 型	1	7	0	8
外 側 型	4	0	0	4
總 側 型	5	0	0	5
器 側 型	6	0	0	6
合 計	16 (59)	10 (37)	1 (4)	27 (100%)

性別 : 男 14 例, 女 13 例
治撩 : 針灸 25 例, 灸 2 例

볼수있다. 그러나 5 형에 분류한 성적을 보니까 후측형과 전측형은 대부분이 무효로 되여있으므로 초보연구와 같이 치료점에서 제외해도 되지만 외측, 총합 및 기질의 3 형에는 전에유효로 되여있어 이 3 형에는 유용한 치료점으로 인정해도 좋을것이다.

복류(復溜)의 의의

전장에서 말한 주요점가운데 복류를 치료점에 넣고 있는것은 종합형 뿐이다.

복류는 난경(難經—偏鵲)에 의하면 오행론적(五行論的)으로 중요한 경혈로 되여 있으므로 5 형 하나하나에 대해 연구를 행했다.

그 연구수는 31 예있는데, 성적은 표 32 와같이 유효 11 예(35%), 무효 20 예(65%), 악화는 없었고, 무효의 경향이 극히 컸다. 또 5 형에 분류한 성적을 보아도 유효와 무효의 관계는 전증에의 경우와 거의 같었다. 따라서 복류는 이 증세의 주요점에서 빼어도 치료성적에 큰 영향이 없는것으로 생각된다.

表 32 復溜 의 成績

	有效	無效	惡化	總　　數
後 側 型	1	5	0	6
前 側 型	3	3	0	6
外 側 型	2	3	0	5
總 合 型	4	5	0	9
器 質 型	1	4	0	5
合　　計	11 (35)	20 (65)	0	31 (100%)

性別 : 男 13 例, 女 18 例
治療 : 針灸 28 例, 針 1 例, 灸 2 例

먼저도 말한바와같이 복류는 난경에서 "허할때는 그 母를 補한다"라고하는 水經中의 金穴, 즉, 母穴에 해당하고 있고, 이것은 補穴로서 중요한 점으로 되어있다. 腎經의 虛에 대해 이 원칙이 적응된다 할것같으면 복류의 적용을 관찰한 31 예를 경락적으로 분류하여 성적을 검토하면 그 의의가 판명될 것이다.

그래서 31증예를 경락적으로 분류하여 유효율을 보면, 표 33과같이 腎虛는 42%, 肝虛는 29%, 肺虛는 25%였고, 脾虛는 유효없음이었다. 이와같이 보기에는 腎虛에 유효율이 높은것같이 보이지만 이 관계를 분석하면, 의미있는 차이는 나타나질 않았다. 따라서 난경에 의한 腎經虛에 복류가 補穴로서 유효하다는 설은 이연구에서는 보류(保留)하지 않으면 않된다.

表 33 結絡的으로본 復溜의 成績

	腎 虛	肝 虛	肺 虛	脾 虛
有 效	8 (42)	2 (29)	1 (25)	0 (0)
無 效	11 (58)	5 (71)	3 (75)	1 (100)
合 計	19(100%)	7(100%)	4(100%)	1(100%)

그러나 좌골신경통은 경락의 병으로서 장부(臟腑)의 병은 아니니까 그러한 결과가 생기는것이라고 일부사람들은 말할런지 모른다. 만일 그렇다고 한다면 경락의병은 장부에 관련되고 장부의병은 경락에 관련되어 있음에도 불구하고 그것을 여하히 장과 경의 병으로 분류하느냐고 묻지 않을수없다.

또 척추척수등의 장해에 의한 좌골신경통(지각장해·아끼레스건반사장해·근위축등을 수반하는것)까지 경락만의 병이라고 단정되느냐고 반문하지 않으면 않될것이다.

차료(次髎)의 의의

次髎는 제1장에서 얘기했듯이 본 연구의 동기가 된 치료점이다.

次髎는 좌골신경통의 증상을 악화시킨 경험에서 초보연구에는 많은 증예에 사용않했음으로 주요점에는 포함되지 않았었다. 그러나 어떤점이 병상을 악화시키는 작용이 진실로 있다고 한다면, 어디까지나 추구하지 않으면 않될 중대한 문제이다. (이 차료의 부위는 제1후선골공의

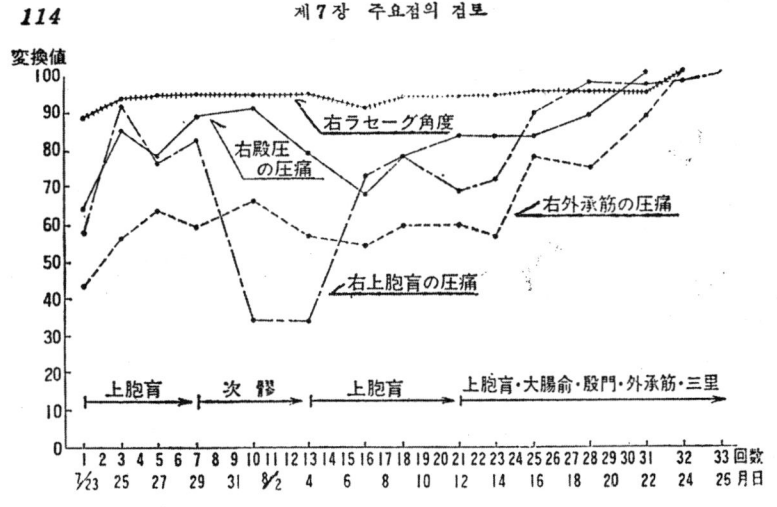

圖 37 　前側型 18세 ♂

부에 해당한다)

　그래서 치료만을 단독으로 사용한 경우에 어떠한 경과를 더듬는가의 연구를 계획했다. 우선 1증예의 경과에 대해 보면, 도 37 는 18 세의 청년으로 식품가공업을 하고있고, 3 개월전부터 오른쪽 전부(殿部), 하지 후면에 동통을 느꼈다한다. 진찰하니까, 전압, 상포항, 외승근에 뚜렸한 압통이 있고, 삼리에도 약한 압통이 있었다. 라세—그현상은 양성이며, 지각·건반사는 정상이었다. 따라서 형으로 봐서는 전측형이었고, 경락적으로는 腎虛였다. 도 37 와같이 뚜렸한 압통을 나타내는점의 압통량과 라세—그현상의 각 도를 측정하여 처음 6 회는 상포항에 시구(施灸)했다. 그랬더니 도의 곡선과 같이 증상의 개선이 조금 보였다. 다음에 상포항을 중지하고 차료에 6 회 시구했더니 증상은 당장 악화하여 곡선은 하강했다. 다음에 차료를 중지하고 상포항으로 변경하여 8 회 치료했더니 병상은 다시 회복되여 갔다. 그후 대장유·은문·외승근·삼리의 구를 증가 했더니 도와같이 증상은 소실되었다.

　이와 거의 비슷한 연구를 환자의 양해를 얻어 3 에에 시험하였던바, 표 34 와같이 차료를 사용하였더니 병상은 악화하고, 상포항을 썼더니

증상은 개선되였다. 상포항은 증상에 호영향을 주었지만, 그것만으로는
치료가 다 된것이 아니기 때문에 최후에 몇혈을 증가하니까 3예모두
가 소실됐다.

表 34　次髎單獨使用의 成績

性	年　齡	經　絡	型	治療種目	試驗回數	成　績
女	29	腎　虛	器　質	灸	5	惡　化
男	48	腎　虛	後　側	針　灸	2	惡　化
男	18	腎　虛	前　側	灸	6	惡　化

이와같이 차료의 단독사용에 의해서는 경과에 악영향을 끼치는듯이
보였지만, 실제의 치료는 한혈만을 사용하는일은 적기때문에 다른 경혈
과의 조합에 의한 영향을 관찰하지 않으면 않된다. 따라서 차료에 대해
서도 주요점의 비교관찰과 같은 방법으로 연구하기로 했다.

우선 차료를 써서 악화한 농업을하는 54세의 남자에 대해서 보자.

약 2개월전부터 요통·전부통이
있어 수차로 하지후면까지 동통이
미쳤다고한다.

처음 후측형의 침구치료를 4회
행했던바 도 38 과같이 압통과 라세
──그현상은 개선됐으나, 다음에 차
료를 보태여 3회 치료하니까 병상
은 악화했다. 그래서 차료의 사용
을 중지하고 치료 했더니 다시 증
상은 회복으로 향했다.

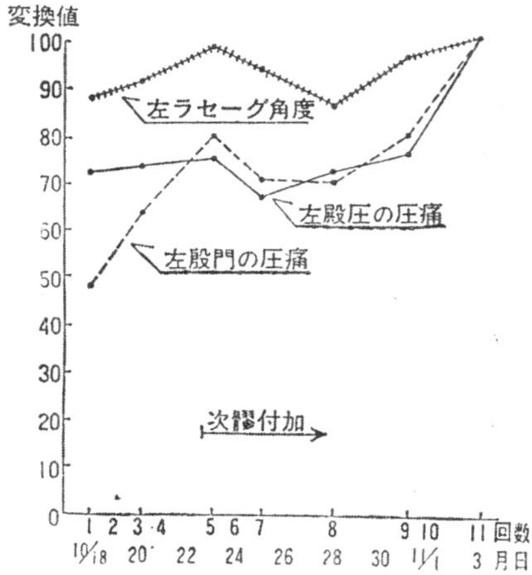

圖 38　後側型　54세 ♂

이와 비슷한 연구에 의해 차료의
의의를 검토한 증예는 28예가 있었고 그 성적은 표35 와같이 유효 3예
(11%), 무효 9예(32%), 악화 16예(57%)였다.

表 35 次髎의 成績

	有效	無效	惡化	總 數
後 側 型	0	1	6	7
前 側 型	0	1	5	6
外 側 型	0	2	1	3
總 側 型	1	2	2	5
器 質 型	2	3	2	7
合 計	3 (11)	9 (32)	16 (57)	28 (100%)

性別 : 男 12 例, 女 16 例
治療 : 針灸 25 例, 灸 3 例

이와같이 유효가 저율이고 악화가 고율로 나타난것은 주목할만한 가치가 있다고 하겠다. 또 이 성적을 5형에 나눠보니까, 후측형 및 전측형은 악화의 경향이 현저한 점으로 생각해서, 차료는 금기(禁忌)의 경혈이라 하지 않으면 않된다. 또 다른 3형에는 유효하다고는하나, 악화는 그보다 많고, 또 무효는 가장 많이 나타나 있음을 총합할때, 이단계에서는 외측·총합 및 기질의 3형에는 차료는 의미가 불명한 치료점으로 해두지 않으면 않될것이다.

제 8 장 유효점과 그의 관련문제

전장에서는 좌골신경통에 대한 주요점에 대해 임상관찰의 개요를 말했다.

그러나, 연구에 필요한 증예수가 충분치 않았기 때문에 꼭히 명확한 결론을 얻는데까지는 이르지 못했지만, 이 문제는 후일 기회가 있으면 다시 검토하기로 하고, 여기에서는 다음 문제를 옮기고져 한다.

본장에서는 우선 전장의 성적을 모아 다음에 임상상 가장 중요한 문제인 치료점에 대해 그 부위를 밝혀볼까 한다.

또 치료점은 누가 取穴을 하든지 동일한 부위를 정할수 있지 않으면 안된다. 만일 동일경혈을 각인각색으로 取穴하게 되면, 그연구발표는 일체 의의를 잃고만다. 그러나 실제문제로서 이것은 극히 곤란한 문제이다. 나는 어느 연구회에서 좌골신경통의 치료점 부위를 해설한뒤에 몽인 30명의 사람들에게 그 부위를 取穴해 보라고 하였던바 전치료점을 해설데로 取穴할수있었던 사람은 한 사람도 없었다. 그 이래 치료점의 부위를 제삼자에게 전달하는게 얼마나 곤란한 것인가를 통감케 한것인 데 여기에서는 도해(圖解)를 넣어서 되도록 알기쉽게 해설해 보려고 생각한다.

다음에 본 연구의 치료점은 壓痛·硬結·陷下·軟弱등의 체벽반응(體壁反應)을 목표로 골랐는데, 그 중에서도 검출하기 쉬운 壓痛은 주요점과 어떤 관계가 있는가를 검토해 두고싶다. 또 최근 문제가 되고있는 피부의 電氣的特性을 탐색하는 방법으로서 피전점(皮電点)과 주요점의 관계도 생각해 볼려고 한다.

최후에 금후의 연구과제로서 남겨진것이지만, 전장에 얘기한 치료점 이외의것으로 임상상 유효라고 생각하는 몇개의 치료점에 대해서도 얘기해 두고싶다.

1. 유 효 점

유효점의 정리

전장에서 임상시험을 한 치료점은 좌골신경통에 끼치는 영향을 어느 정도 알수가 있었다. 이것을 5종류의 병형으로 층별해서 그 의의를 생각해 보면, 명확한 결론은 금후의 연구에 기다리지 않으면 안되나, 경향으로서는 유용성을 인정하게 됐다.

그 임상연구의 결과를 정리하면 표 36 과같이 腎俞·大腸俞·上胞肓·殿壓·外胞肓·殿門·三里는 5 형 모두에 유효한 치료점이며, 跗陽·外丘는 외측·총합·기질의 3 형에 유효한 치료점이라 하겠다.

次髎는 후측·전측의 2 형에 악화의 경향이 있고, 그외는 불변의 치료점으로 봐도 좋을것이다. 이상의 성적에서, 유효의 경향이 인정되는 점을 좌골신경통에 대한 유효점 effective points 라 부르기로 한다.

表 36 主要點의 成績 (○:有效 △:不變 ×:惡化)

	腎俞	大腸俞	上胞肓	殿壓	外胞肓	承扶	殿門	外承筋	跗陽	三里	條口	外丘	復溜	次髎
後側型	○	○	○	○	○	△	○	○	△	○	△	△	△	×
前側型	○	○	○	○	○	△	○	○	△	○	△	△	△	×
外側型	○	○	○	○	○	△	○	○	○	○	△	○	△	△
總側型	○	○	○	○	○	△	○	○	○	○	△	○	△	△
器質型	○	○	○	○	○	△	○	○	○	○	△	○	△	△

이 유효점은 壓痛 및 라세—그현상을 定量的으로 측정해 이것을 주요한 평가척도로하여 대조기의 방법에 의해 성적을 판정한것이다. 여기에 연구한 치료점 14 穴의 효과는 그것들의 경혈이 서로 단독으로 작용하는 효과의 총화가 아니라 그것들의 상호에 작용하는 소위 교호작용(交

互作用)의 결과인것은 충분히 생각할수 있다. 따라서 방법론적인 입장에서 볼때 여기에 연구된 치료점의 의미는 어디까지나 완벽을 기한것이라 말할수 없다. 현재같으면 더욱 면밀한 배려에 의한 실험계획에 따를 것이였으나, 당시로서는 그러한 연구방법이 개척되어 있지 않았기때문에 여기서는 일단 이 연구결과를 기재해 두는데에 그치고싶다.

생체는 본래 자연치료라고하는 특성이 갖추워져있고, 또 심리효과와 개체차에 의한 고루퍼짐이 이에 가하여져서 임상효과의 확인은 몹시 곤란한 것이라 안할수 없다. 나는 이 연구를 통해 임상효과를 정당하게 평가한다는 작업이 얼마나 곤란한것인가를 통절하게 느끼게됐다.

지금까지의 임상관찰에 의해 좌골신경통에 대한 기초적인 유효점이 결정됐음으로 이 결론으로 미루어 금후의 침구치료학으로서 어떻게 발전시켜야 하나에 대한 구상을 얘기하고져 한다.

동양의학에 있어서의 약물요법(湯液)은 진단 즉 치료라고하는 특징적인 개념에 의해 지탱해 왔다. 이것은 일정한 병상(증후군)으로서의 바탕—을 장악할수 있으면 그것에 직결한 치료내용이 규정되어 있는것이다. 따라서 동양의학에 있어서의 證(증후군)의 분류는 치료법의 입장에서 적응하는 병상을 구분한 체계라고 할것이다. 이와같이 치료의 실천에 적응하여 질병을 보류하는것은 광범위한 병상을 대상으로 하는 침구치료에 있어서도 채용되지 않으면 안될 실학적인 방법이다. 만약 이것을 서양의학적인 병명에 직결한 치료법을 구성할려면 매우 번잡해질 뿐더러 병명은 달라도 치료법은 동일하다고 하는 중복이 부득해질것이다. 또 침구의학의 특징이 되여있는 경락을 목표로 병상을 분류했을 경우, 치료의 대응붙임이 가능할것인가의 문제를 생각하지 않을수 없다.

경락은 14계통에 나누어져 있는데, 이것에 따라 병상을 분류했을 경우 어떻게 될것인가 예를들면 腎經의 병변으로 진단된 경우에 그 주요한 징후는 하지통이고, 어떤때는 천식이고, 또 어떤때는 난청(難聽)이라고 하는것 같이 무수한 병상이 상상된다. 그때 腎經에 대응하는 치료가 무효라고는 할수없다 하드라도, 주징후에 대응한 처치가 **중첩적으로** 적용될 것이며, 유효성의 점에 있어서도 이미 말한 복류혈의 연구에 있어서 밝혀진바와 같이 경락에 대응한 치료보다는 주요한 징후에 대응한 치료가 훨씬 가치가 높다는 사태도 일어날수 있는것이다. 만일 이와같이 주요징후에 적당한 치료가 중요한 것이라고 한다면, 병상을 분류하는 계층성(階層性)의 제 1 은 이 중요한 징후에 따를수밖엔 없다고 생각된다. 제 1 단계의 병상설계는 우리들의 임상경험을 주축으로하여, 고전에 기재된 치료에 직결한 증후를 참고로하여 서양의학적인 병태생리의 지식도 도입한 새로운 분류가 필요할것이다.

이와같이하여 설정된 병상(증후군)은 침구치료를 더욱더 효율 좋게 대응시키기 때문에 미세한 병상의 변화에 따라 자세한 층별을 행하여 그 결과 대분류·중분류·소분류라고 하는 가지가름(枝分)의 분류체계를 구성하여 그것에 대응한 치료를 만들어 나가지 않으면 안될것이다. 이것은 동양의학 본래의 진찰 즉 치료의 원칙에 대해 과학적인 접근을 시도한 질병관이 아니겠는가.

이와같은 치료학의 방법은 필연적으로 대분류라고하는 가테고리—에 대응한 치료와 중·소분류에 대응한 치료가 발견될것이다. 나는 그 전자를 공통치료(common treatment)라 부르고 후자를 휴별치료(classified treatment)라고 부르고싶다.

그래서 지금까지 연구해온 좌골신경통증후군을 이 질병관에 적응시켜 보면 좌골신경로의 자발통·압통 및 라세—그런상등은 이 병상에 있어서 대분류로서의 증상이며, 병형(후측형·기질형등)에 상관없이 누구에게나 이용해서 유효한 치료점(신유·상포항·삼리등)은 공통치료에 **상**당하는 것이다. 또 아끼레스건반사의 장해라든가 지각둔마등은 **주요한** 표식인자에서 세별된 인자로서 중·소분류로서의 증상이고, 이것에 대응한 의구부양의 점은 유별치료에 상당하는 셈이다. 이와같이 보는것은 다만 치료점에 있어서만 존재하는게 아니고, 수기에 있어서도 마찬가지

이다. 그러나 공통치료와 류별치료는 병상을 정리하기 위한 편의적인것 으로 공통·류별의 양치료는 유기적으로 결합하여 치료법을 형성하는 것으로 이것이 證이라고하는 의학관이 되는것이다.

유효점의 부위

(A) 腎俞의 取穴

腎俞는 제2·3 요추속돌기간(腰椎棘突起間)의 밖앝쪽 약30mm의 부이 다.

取穴은 환자를 엎드리게 한후 좌우의 腸骨陵을 두손의 指頭로 촉진 (觸診)하여 그사이에 놓은선 즉 야고비—써선(도 39)에 가장 가까운 속 돌 기간을 구한다. 이것은 대부분이 제4·5 요추간에 해당하고, 督脈經 의 陽關穴에 해당한다.

陽關에서 2추상(椎上)의 命門穴이며, 이 命門으로부 터 약 30mm 밖앝쪽에 벌어진 곳이 腎俞이다. 그때 腎俞는 最長筋膨隆部의 중앙이며 손 끝으로 눌렀을매 쩌릿쩌릿하 게 느껴지는 줄기의 내각에 취한다. 腎俞의 取穴에 틀리 기 쉬운것을 陽關의 1椎上의 높이, 즉 氣海俞를 取穴하는 것이다. 요부의 1椎의 높이 는 성인이 약 30mm 이니까 이것을 고려하고 取穴하지

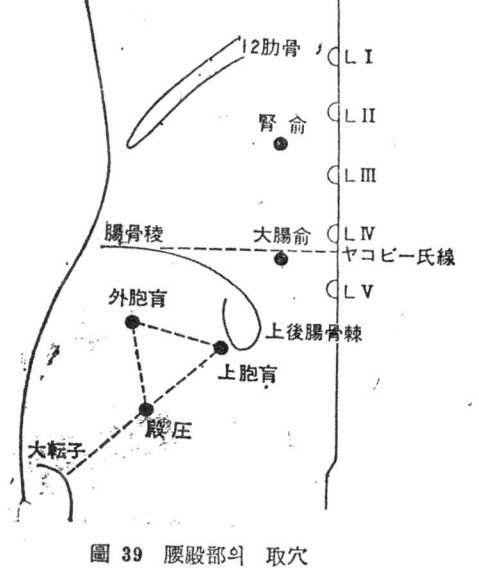

圖 39 腰殿部의 取穴

않으면 속돌기중앙의 陷凹을 속돌기간으로 잘못 할매가있다.

(B) 大腸俞의 取穴

大腸俞는 제 4·5 요추속돌기간의 바깥쪽약 30mm의 부이다. 이것을

취하는데는 腎兪의 取穴에서 애기한것같이 左右의 腸骨稜을 기준으로한 야고내―써선(도 39)에 의해 제 4·5 요추간의 陽關을 구하여 그 바깥쪽 약 30mm 의부에서 최장근 膨隆部의 중앙에 취한다.

(C) 上胞肓의 取穴

上胞肓이란 이 부에 經穴이 고래로부터 정해져 있지 않기때문에 胞肓의 상부에 있다는 뜻에서 내가 이름붙인 것이다.

이 부위는 피부위에서 만지는 上後腸骨棘의 外下緣이다. 이 점은 殿部의 만점을 取穴하는 기준이 되는 중요한 것이지만, 取穴이 매우 곤란하고 에매한곳이다. 우선 取穴은 腸骨稜을 안쪽으로 향해 차차 만져나가면 骨緣은 仙骨部를 내려 外上方을 향한 곳에서 弧를 그리고 끝난다 (도 39). 이 弧를 그린곳이 上後腸骨棘이며, 이 부는 인체중 가장 안정된 기준점이 되는곳으로 인류학에서도 중요시 된다. 이 上後腸骨棘의 外下端에 上胞肓을 取한다. 좌골신경통은 이 부에 뚜렷한 압통을 나타내는 에가 많다.

(D) 殿壓의 取穴

전압은 이 부에 경혈이 없음으로 전부압통점의 의미를 생략하고 내가 명명한 것이다. 그 부위는 상후장골속(上後腸骨棘)의 外下緣과 大腿骨大轉子의 內上緣을 묶은 중앙이다. 取穴은 대전자 상단의 내연에 가점 (假点)을 표하고 먼저 말한 상포항과의 중앙에 정한다. 이것은 大殿筋 中인데 압통이 나타나기 쉬움으로 이것을 목표로 하여 또는 硬結을 대상으로 한다. 도 39 을 참조할것.

(E) 외포항의 取穴

外胞肓도 옛부터 이 부에 經穴이 없고, 좌골신경통에 압통이 나타나기 쉬우므로 내가 명명했다. 그 부위는 上後腸骨棘外下緣의 바깥쪽 약 60mm 이고, 또 上方 약 10mm 의 곳이다. 取穴은 빈저의 上胞肓과 殿壓을 底邊으로하여 正三角形을 外上方에 그려 그 頂点에 取穴한다. (도 39). 腸骨稜의 下方 3 내지 4 橫指에 해당하고 胃潰瘍의 小野寺氏殿点으

로부터 조금 下方에 해당하며 좌골신경통에서는 많은 경우 압통을 볼수
있다.

　이상 신유에서 외포항까지의
점에 대해서 표면사진과 X선도를
표시하면 도 40와 41과같다. 이
것을 참고로하여 取穴을하면 대
체로 바른 위치가 정해질것으로
생각한다.

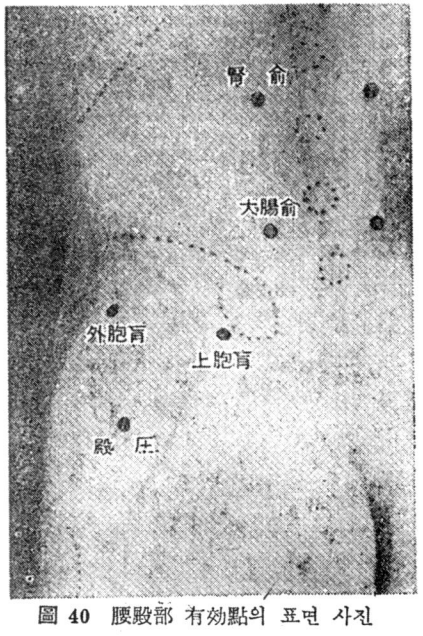

　(F) 段門의 取穴

　은문은 대퇴후면 正中線上의
중앙이 보통이나, 그보다도 5〜
10mm 바깥쪽에 정한다. 取穴은
殿部下橫紋의 대퇴중앙에 가점을
하여, 다시 膝窩中央(委中)에도
가점하고, 그 중간의 橫指쯤 外
側에서 세로(縱)로 굵게 棒狀의

圖 40 腰殿部 有効點의 표면 사진

筋이 뻗은곳을 취한다. 좌골신경통에는 때때르 뚜렷한 압통이 나타난다

　(G) 外承筋의 取穴

　外承筋이란 承筋의 바깥쪽에 경혈이 없으므로 이곳도 내가 명명한 것
이다.

　그 부위는 膝窩中央과 足底後部中央(뒤꿈치밑)과의 사이로서 上方 약
3분의 1의 정중선보다 바깥쪽 약 10mm 의 곳이다. 取穴은 腓腹筋의
가장 폭이 넓어진 높이로 후면정중선에서 1〜2橫指外方의 筋線維의 찌
릿찌릿하게 만지여지는곳에 취한다. 飛陽의 直上으로 보통 압통이 강하
게 나타나는 곳이다.

　(H) 跗陽의 取穴

　跗陽은 膝窩의 중앙과 腓骨果後下隅와의 사이로 하방(下方)에서 약 6

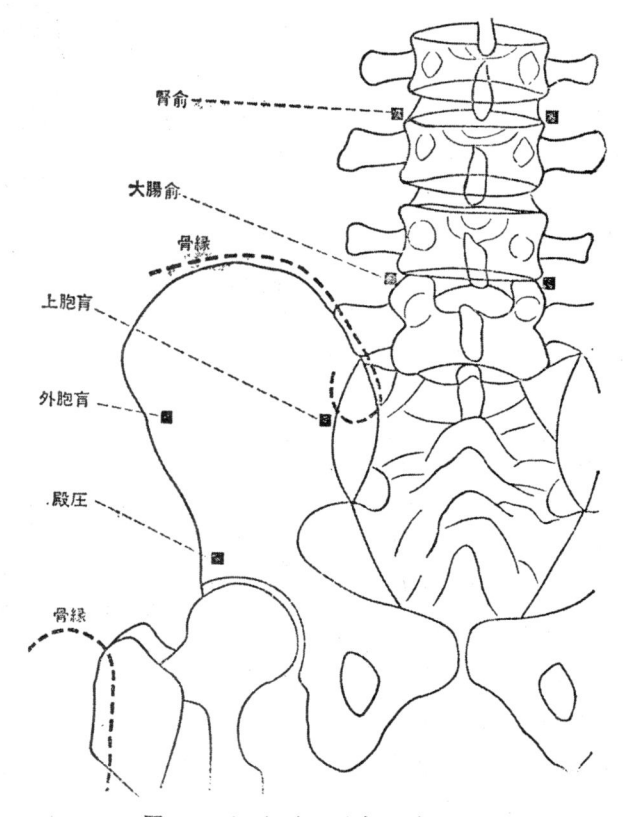

腎俞

大腸俞

骨緣

上胞肓

外胞肓

殿圧

骨緣

圖 41 腰殿部 有效點의 X선 모형도

분의 1에 해당한다. 取穴은 指腹으로 腓骨을 위에서 쓰다듬어 내려와 外果에 손가락이 밑추는 곳에서 그橫指上方의 높이로 腓骨과 아끼레스 건과의 사이, 특히 아끼레스건쪽에 取穴한다.

(I) 三里의 取穴

三里는 脛骨粗面의 下際로 그外方 약 20mm 에 해당한다. 三里는 여러 종류의 질환에 때때로 쓰이는 경혈이지만 取穴은 여러사람이 같지가 않다. 이것을 취하려면 示指腹으로 脛骨前稜을 쓰다듬어 올려 脛骨粗

面에서 손가락이 멈추는 곳에서의 높이에서 前稜의 外方 약 그橫指의 곳에 정한다. 이 부를 만저서알면 深部에 가느다란 線狀의 筋을 더듬게 되며 압박을해도 刺針을 해도 胃經에 따라 下方으로 울린다.

(J) 外丘의 取穴

外丘는 하퇴외측에 있어서 腓骨小頭와 腓骨下端과의 중앙, 腓骨外側에 해당한다.

取穴은 腓骨小頭의 높은곳과 外果중앙의 下際를 연결한 선상에서 腓骨外緣의 직전 長腓骨筋의 線維間에 정한다.

2. 유효점과 반응점과의 관계

압통점의 출현

지금까지 연구해온 좌골신경통의 치료점은 압통·경결·근긴장·함하 등의 촉각적인 체벽반응으로서 검출한것이지만, 그중에서 압통은 가장 출현율이 높은 반응이었다.

주요점으로서 제 7 장에서 치료상의 의의를 검토한 치료점은 압통의 유무를 中指頭로 조사해서, 경혈부가 주변조직보다 아픔을 강하게 호소했을때에 압통양성이라했다. 이 압통과 임상효과의 관계를 집계 했더니 표 37 이 됐다.

이 표에선 압통의 유무에 의한 임상가치가 똑똑치 않으므로 악화예는 무효예 가운데 포함시키고, 유효와 무효의 2종으로 나누어 압통의 임상효과를 보니까 표 38 과같이 압통이 인정된 치료점은 67%유효했음에 대해 압통이 인정않된 치료점은 68%의 다수에 무효예가 있어(고도에 유의), 압통을 증명할수있는 치료점은 유효율이 높은것이 판명됐다.

다음엔 보는법을 바꿔 이들의 치료점중에 각 병형에 공통하여 사용가치가 있었던 腎兪·大腸兪·上胞肓·殷壓·外胞肓·殷門·外承筋·三里를 공통점이라 부르고, 특수한 증상에 이용가치가 있었던 蹦陽·外丘를

表 37 壓痛의 有無 에의한 治療成績

	壓痛	有效	無效	惡化
腎　　俞 (25例)	有 無	14 6	2 3	0 0
大 腸 俞 (24例)	有 無	8 10	1 5	0 0
上 胞 肓 (23例)	有 無	12 9	2 0	0 0
外 胞 肓 (30例)	有 無	13 8	5 4	0 0
承　　扶 (26例)	有 無	1 4	3 18	0 0
殷　　門 (32例)	有 無	27 1	4 0	0 0
外 承 筋 (22例)	有 無	13 8	1 0	0 0
跗　　陽 (31例)	有 無	6 10	3 12	0 0
三　　里 (31例)	有 無	17 6	2 6	0 0
條　　口 (31例)	有 無	1 2	1 27	0 0
外　　丘 (27例)	有 無	8 8	0 10	0 1
復　　溜 (31例)	有 無	6 10	3 12	0 0
次　　髎 (28例)	有 無	0 3	1 8	3 13
殷　　壓 (19例)	有 無	10 5	3 1	0 0

表 38　壓痛과 臨床効果의 關係

		壓 痛 有	壓 痛 無	計
有　効	數(%)	136 (67)	67 (33)	203 (100)
無　効	數(%)	57 (32)	120 (68)	177 (100)

數別點이라 부르고,　좌골 신경통에 대해 유효하다는 결론을 얻지못한
承扶·條口·復溜·次髎를 除外點이라 부르기로하고, 이 3자간의 성적
을 비교하여 보자.　더욱 이 경우에 類別點은 外側·總合·器質의 3형
에 유효한 치료점이기 때문에 다른 2형의 증에는 제외할 필요가 있다.
　치료점의 3종간에 있어서 유효와 무효를 비교하면 표 39와같이 되는
데, 이표를 봐서 아는바와 같이 공통점과 류별점은 유효 80%이상의 고
율인데 대해 제외점의 유효율은 16%의 저율(고도로 유의)이다.
　이와같이 공통점과 류별점은 임상적으로 효과가 높은것인데, 또 압통
의 문제와 관련하여 생각하면 유효점중 압통이 인정되는것은 임상상가
장 유용한 치료점이라 결론 지을수 있을 것이다.

表 39　治療點 3種間의 比較

	共 通 點 有効	無効	類 別 點 有効	無効	除 外 點 有効	無効
數(%)	167 (81)	39 (19)	29 (83)	6 (17)	19 (16)	97 (84)
數(%)	206 (100)		35 (100)		116 (100)	

皮電點의 출현

　皮電點이란 石川(石川太刀雄)박사가 제창한 것으로 피부가 楔狀으로
牛壞死的의 可逆的인 組織學的病變을 內臟體壁反射로 하여 이르키는 것
이라 한다.

이 皮電點은 그 부분을 지배하는 終末小動脈의 血行調節失調에 의해 이러나며, 표면의 직경은 0.5mm 정도로서 電氣的인 저항과 容量의 변화가 있고, 石川박사가 창안한 皮電計에 의하여 지적이 가능하며, 육안적으로는 지적할수가 없는것이라고 교수는 말하고있다.

皮電點을 측정하는데는 이 皮電計(日本光電工業株式會社製)의 電源을 20V 로하여 金屬性回轉導子(幅 25mm, 周圍 65mm)를 쓰고, 피부상을 1초간에 30mm 의 빠르기로 회전시켜서 1회 탐색하고, 스피—카에 "가"라고하는 異常音을 말하는 곳이라 했다. 탐색부위는 요전부 및 환지의 좌골신경 지배하의 피부상을 동일조건으로 행하여 출현부위는 경혈명을 써서 표헌하고, 경혈로 부터 약 20mm 이내의 것은 해당경혈의 시술권 내에 있는 것으로하여 포함시켰다. 경혈이 없는 부위는 근방의 경혈을 중심으로하여 거리를 표시하는 방법을 썼다. 皮電點의 측정시기는 여름의 고온기를 제외한 10월부터 다음해 6월까지에 치료한 좌골신경통환자를 대상으로 했다.

이상의 방법으로 피전점을 탐색한 예수는 60명이였는데, 많이 출현하는 부위는 殿部와 下腿後面이였고, 經穴로서 가장많이 피전점이 나타난것은 殿壓·外丘이며, 이에 뒤따라 委中의 출현율이 높고, 다음은 上胞肓·外胞肓·外承筋·腎俞·大腸俞의 순서였다.

그러나 가장 출현율이 좋았던 殿壓·外丘에도 60 예 중에서 20%정도였고, 그밖의 부위는 도42를 보다시피 출현율은 몹씨 낮었었다.

다음에 이 60예의 좌골신경통에 출현한 피전점 가운데 5%이상 동일부위에 나타난 것으로 뽑아 上記의 연구에서 유효점이였던 경혈에 일치한것을 A군이라 하고, 그밖의 경혈과 일치하는것을 B군이라 하여 비교하면 도42를 보다시피 A군에 있어서는 일반적으로 일치율이 고도이며, B군에서는 委中을 제외하고는 일치율이 낮었다.

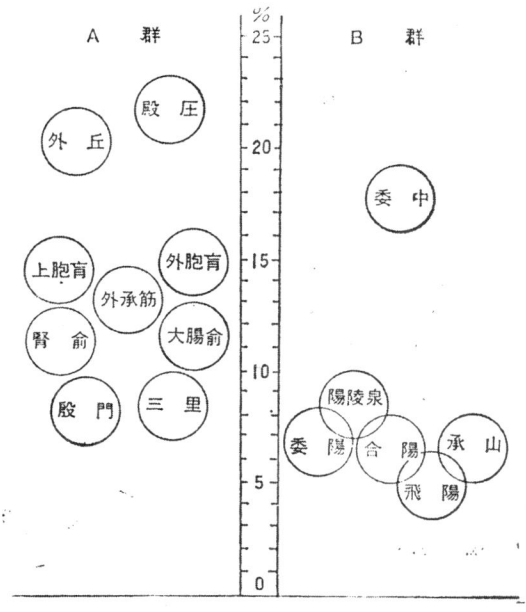

圖 42 皮要點의 出現율(60 例5%以上)

3. 미해결의 치료점

경 험 예

위에 말한 주요점 이외의 경혈로 압통 또는 경결을 인정한것에 침 혹은 구를 행하여 치료상의 작용을 추구한것이 표 40 에 나타낸바와 같이

表 40 未解決 治療點의 成績

		有効	不變	總 數
陽	關	1	0	1
風	市	1	2	3
委	中	1	2	3
飛	陽	1	0	1
崑	崙	2	1	3
金	門	2	0	2

6혈 있었다. 이들의 점은 주요점 연구과정에서 주요점의 연구를 마친 다음에 관찰한 것이다.

그 예수는 표40과 같이 陽關 1에, 風市 3에, 委中 3에, 飛陽 1예, 崑崙 3에, 金門 2에 였다.

이것은 예수가 적기때문에 유용성의 결론으로 끌고갈수는 없지만 그 중에는 매우 뚜렷한 효과를 나타낸 증에도 있었기때문에 금후의 연구의 단서를 열어논 것으로 생각한다.

이러한 경혈들을 사용한 이유는 그 부위에 뚜렷한 압통을 인정했거나 혹은 압통과함께 경결을 나타내고 있었기 때문이다. 먼저의 연구에서도 압통은 경혈선택상 중요한 목표가 된다는 것이 알려졌으나, 限局性인 筋緊張硬結을 나타내는 부위도 치료점 선택의 중요한 인자가 되는것은 아닐까하고 생각된다.

금후의 치료점 검출

침구의 치료점을 선택하는 방법에는 몇가지것들을 생각할수있다.

1. 선철(先哲)이 병명별로 써서 남긴 자료를 기초로 해서 이것을 退試한다.
2. 古典에 기재된 取穴의 법칙에 따라 선택한다.
3. 손끝으로 만진 촉각의 이상에 의해 결정한다.
4. 電氣的인 특성을 가진 體表의 점을 검출한다.
5. 體表온도의 이상을 구하여 取穴한다.
6. 시각적인 피부변화를 목표로 한다.

등등, 체벽에 있어서의 여러가지 반응점이 생각된다.

이 글에서 말한 좌골신경통의 초보연구는 고전적인 치료방법을 기초로 하여 체표부의 촉각적인 이상, 특히 압통·경결·약간 넓은 근긴장·합하등을 목표로 경혈을 정한것으로 그중에서도, 압통과 경결은 주목표가 됐다. 먼저의 압통과 주요점의 관계에서도 명백한것같이 압통이 없는 점보다는 압통이 증명되는 점에있어서 유효율이 높은것은 압통이 경혈의 선택상 매우 중요한 의미를 내포한다고 생각해야 할것이다.

또한, 경결에 대하여 본 연구에서는 데—타를 취하지는 않았으나, 이 것도 치료상 중요한 의미를 갖는다고 상상하고 있다. 그러나 이것들 손 끝으로 주관적으로 결정하는 방법은 술자의 감각과 경험에 크게 의존하 기 때문에 금후는 전기적 또는 다른 객관적방법에 의해 경혈을 선택하 는 방향으로 노력을 기우릴것을 동암한다. 피전점이 유효점을 어느정도 검출할수 있었던것은 금후의 발전에 대해 무언가 시사를 주고있으나 더 욱 검출능율이 높은 방법이 고안된다면, 치료점의 발견이 용이해져서 치료성적도 비약적인 향상을 가져오리라 예상된다.

이 연구에서 좌골신경통에 유공성을 인정받은 치료점(유효점)은 임상 상 가치가 있는 부위라고 할수있으나, 이것들이 유일의 치료점이라 생 각해서는 않된다. 금후는 전통가설(傳統假說)·경험가설(經驗假說)·이 론가설(理論假說)등을 기초로 하여 더욱더 우수한 치료점의 발견에도 닥아서지 않으면 않된다.

제 9 장 수기의 검토

좌골신경통에 대한 침구치료의 임상적관찰로서, 경혈조합의 기초적연구가 되였으므로 다음엔 수기에 의한 영향의 연구에도 거름을 내딛기로 한다.

침 또는 구의 수기에 대해서는 옛부터 補寫라는 말로 표현되고 있다.

특히 침의 보사에 대해 내용을 보면 내적과 외적인 요인으로 성립되여 있다고 생각된다. 외적요인이란 "出內·開闔·深淺·呼吸·迎隨"등으로 불리우는 것으로, 手指運用의 형태적인 보사이고, 내적요인은 "氣至하다"라고 표현되는 것으로, 술자가 수기의 적용상태를 치료중에 체득하는 감각적인 보사인 것이다.

이 양 보사는 동시에 작용하여 목적을 달하는 것이지만, 형태적 요인을 정말 달성케하는것은 감각적요인일것이다.

이 氣 至하다하는 감각은 시침의 육체행동을 통하여 스스로 감득하는 이외에 방법이 없는 무한이 깊어가는 道程으로서, 이것을 필설로 나타내기도 또는 남에게 물어서 알기도 곤난한 문제이다.

따라서 감각적인 보사는 나로서는 일단 일정하다고 가정하고, 형태적인 보사부터 개시했다.

나는 좌골신경통에 대한 수기를 약 7년동안 연구했으나 그 영향을 관찰된것은 몇가지에 지나지 않았다. 따라서 이 연구는 간신히 단서에 붙은것 뿐이지만 현제까지에 검토된 성적의 개요를 정리해 보기로 한다.

1. 침 의 수 기

자격강도(刺激强度)의 의의

(A) 계 획

호침(毫針)에 의한 치료수기는 모두 자격의 강도에 관계될것이겠지만 여기서는 약자격 (弱刺激)・중자격 (中刺激) 및 강자격 (强刺激)의 3종으로 나눠 동일환자에 일정기간썩 치료하여 수기 3에의한 성적의 우열을 정하기로 했다.

약・중・강의 3자격방법은 각 환자에 따라 순서를 무작위(無作爲)로 활당한것은 말할 필요도 없다.

약자격이란 19 호(약 2번)의침의 1촌 6분을 쓰고, 자침부위를 지두로 가볍게 문지른 다음 동통을 주지 않도록 조용히 찔러 넣어 목적의 심도에서 2~3초 멈추어 조용히 발침하고 자리를 지두로 가볍게 눌러 두는 방법으로 주로 보법의 수기를 조합한 것이다.

중자격은 21 호(약 3번)은침을 써서 나머지는 약자격과 같은 방법을 행하는 것으로 주로 모법의 수기이긴하나, 약자격에 비교하면 약간 강한 자격이다.

강자격이란 25 호(약 5번)은침의 1촌 6분을 써서, 자침부위를 지두로 강하게 문지른 다음 자입과 발침을 약간 급속히 항하여 심부에 있어서 2~3mm 상하로 동요하는 雀啄法을 가해 발침후에는 그 부위를 손으로 문지르지 않고 그냥 방치하는 방법으로 주로 사법을 조합한 것이다.

이상 3방법 다 같이 요전부에서는 20~30mm, 하지에서는 10~20mm 자입한다.

병자의 시술체위는 후면는 伏臥位, 전면은 仰臥位로 행하나 동통이 강한 伏臥位가 곤란한 경우는 환지를 위로한 側臥位로 행한다. 또 연구기간은 환자의 생활상태를 가능한한 같은상태로 하도록 지시하고, 구료(灸療)를 병용할 경우는 침의 3수기를 실험하는 동안 米粒大의 灸壯을 동일하게 행한다.

성적의 평가는 환자마다에 3방법을 비교하여 최량의 성적을 상・주간의 성적을 중, 최저의 성적을 하로 판정한다.

그 평가의 기준은 뚜렸한 압통점에 대해서 측정한 압통량과 라세—그 과도를 주 자료로 하여 그 가 만으로 성적의 평가가 곤난할때는 그외의 승상을 참고자료로 하여 판정한다.

(B) 대 표 예

3자격 방법을 순차 반복한 1증예에 대해 경과를 보기로 하자.

1962년 3월 8일 메트로·파치―의 수술을 기왕력(旣往歷)으로하는 58세의 여성이 우하지통으로 찾아왔다.

특히 요부와 우전부에는 안정시에도 강한 동통이 있다고 한다. 압통점은 오른쪽 전부에서 하지후면의 여러곳에 증명되었으나 그중에서 상포항 전압의 실측가와 라세―그각도의 실측가를 그라프로 한것이 도 43 이다.

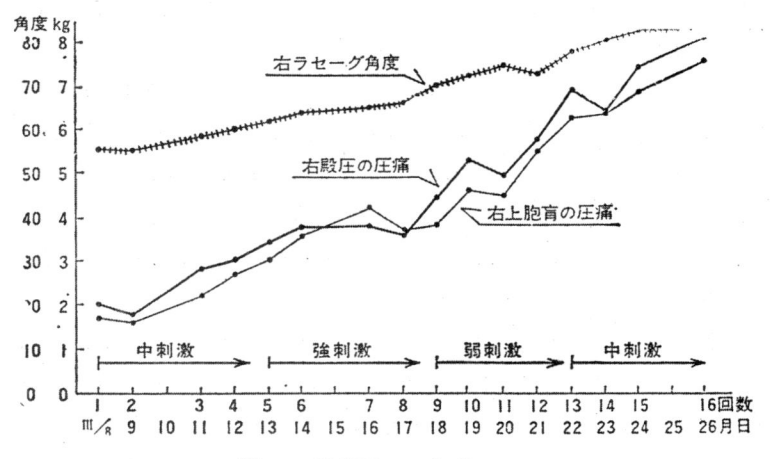

圖 43 後側型 58세 우

이 환자는 血沈 15mm, 뇨의 담백 당은 음성 X선으로 급각도선추가 나타났다. 형은 후측형으로 진단했다. 이 환자에게 처음 중자격으로 4회 치료를 행하니까 증상은 경감하여 그라프의 곡선은 상승했다. 다음에 수기를 강자격으로 바꾸어 4회의 치료를 행했던바 조금씩 회복하고 있으나 전처럼은 않되고 곡선의 상승은 누구려워졌다. 이어서 약자격으로 변경해서 4 회 치료를 했더니 가장 급속히 상승하여 뚜렸한 증상의 개선이 보였다.

다음에 다시 중자격으로 하니까 회복은 약간 느리게 됐으나 16 회의 치료로서 거의 발병전의 건강상태로 복귀했다.

이 증예의 3 자격에 의한 개선도를 비교하여 약자격이 상·중자격이 중·강자격이 하의 성적으로 평가했다.

表 41　刺激方法에 의한 成績

	後 側 型			前 側 型			外 側 型			總 合 型			器 質 型			總 數		
例　數	5			6			4			6			7			28		
成　績	上	中	下	上	中	下	上	中	下	上	中	下	上	中	下	上	中	下
弱 刺 激	2	0	3	0	3	3	2	2	0	2	1	3	3	3	1	9	9	10
中 刺 激	2	3	0	4	2	0	2	2	0	4	2	0	4	3	0	16	12	0
強 刺 激	1	2	2	2	1	3	0	0	4	0	3	3	0	1	6	3	7	18

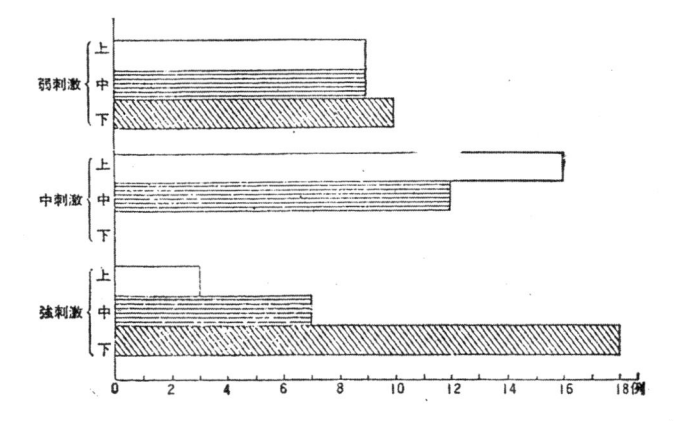

圖 44　刺激方法에 의한 總合成績(28例)

136

(C) 성   적

먼저의 증예에서 본바와 같이 3수기를 교대로 섞는 실험방법을 28예에 대해 실시했다.

그 총수의 성적은 표41에 표시한바와 같으나, 이것을 이해하기 쉽게 하기위해 작대기 그라프로 한것이 도44이다. 도에 표시한것처럼 약자격은 3성적이 거의 같은정도인데 대해 중자격은 상이 가장 많고, 강자격은 하의 성적이 압도적으로 많다. 따라서 중자격은 다른 그자보다도 뛰어나 있고(고도로 유의), 강자격은 일반적으로 볼때 부적당한 방법이라고 결론된다.

나아가 각형에 나눠서 성적을 보면, 예수가 적어서 결론은 말할수 없으나 어느형에 대해서도 전체의 성적과 거의 비슷한 경향을 볼수있어, 중자격이 각형에 대해 적합한 방법이라고 할것이다. (이 성적은 이미 발표한 것과 좀 다르나 그것은 동일환자에 3자격방법을 교대로 시험할수 있었던 증예만으로 했기 때문이다.

치침시간(置針時間)의 의의

(A) 계   획

침구의 原典인 素問靈枢를 위시하여 그 이후의 많은 문헌에는 "침을 멈춘다(留)"라는 수기를 자주 기제하고 있으나 우리나라에서는 이것을 보통치침 置針이라고 부르고 있다. 이 수기는 대개 보법의 경우에 응용되는데 일부에선 사법때도 이용 되고 있다.

그래서 치침을 응용하는 경우 얼마마한 시간이 가장 적응하는가를 위에서 말한 자격방법과 같은 계획에 의해 검토하기로 했다. 경혈은 유효점만을 사용하고 치침방법은 먼저의 연구에서 성적이 좋았던 중자격을 채용했다.

치침시간은 10분·20분·30분의 3종으로하고, 동일환자에 3종의 방법을 같은 회수씩 행했다. 그 결과를 상·중·하의 성적으로 평가해 치침시간의 3종은 증예에 의해 무작위로 활당한것은 먼저 연구와 같이

았다.

(B) 대 표 예

여지끝 건장했던 50세의 주부 6개월전부터 좌하지후면에 아품을 느끼게 되어 3개월전부터 강한 아품이 됐다.

모대학병원에서 치료를 받었으나 낫지를 않아서 1965년 2월 4일 찾아왔다. X선으로는 변형성척추증이 나타났다. 압통점은 하지후면의 여러곳과 하퇴전면의 三里에 나타나고 있으나, 지각·건반사는 정상이다. 압통을 측정하니까 左飛陽 2.2kg, 左段內 2.7kg 였고 라세ㅡ그각도는 68도 였음으로 이들 측정가를 지표로 하여 경과를 관찰키로 했다.

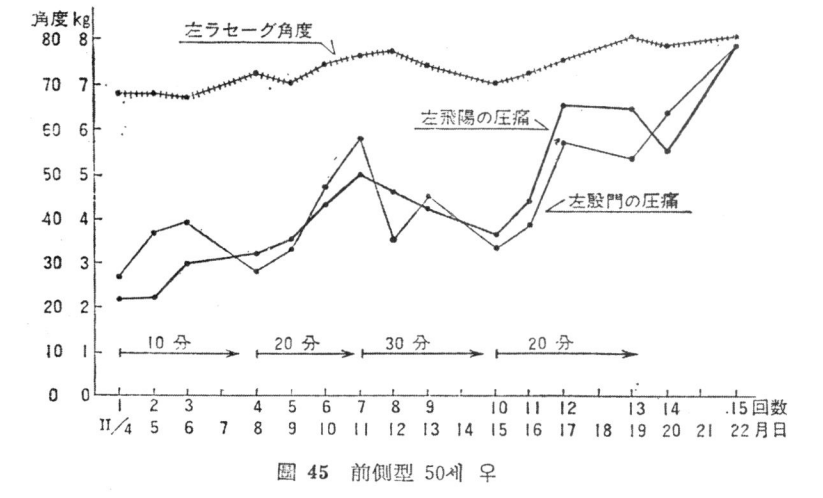

圖 45   前側型 50세 우

도47에 표시한것같이 우선 처음, 10분간의 치침을 3회 하였더니 증상은 조금 회복하여 압통곡선은 상승했다. 다음에 20분간의 치침으로 변경하여 3회 치료하니까 압통도 라세ㅡ그현상도 눈에띄게 개선하여 곡선은 급각도로 상승했다. 이어서 30분간의 치침으로해서 3회 치료하니까 병상은 악화하여 곡선은 하강했다.

그후 경과가 좋았던 20분간 치침으로 다시 변경하니까 다시 증상은 감경하여 19회의 치료로는(도에는 끝까지 나타내지 않았지만) 거의 경상의 상태로 회복했다.

이 경과로 판단하여 이 증예는 20분치침이 상, 10분치킨이 중, 30분 치침이하의 성적으로 평가 됐다.

(C) 성   적

대표예로 본바와 같이 3종의 치침시간을 28예에 대해 시험했다. 그 성적은 표42와 같으나, 이것을 그라프로 하면 도46과같이 10분간 치 침에서는 중의 성적이 매우 많이 보였다. 20분간 치침에서는 상의 성

표 42 置針時間에 의한 成績

	後 側 型			前 側 型			外 側 型			總 側 型			器 質 型			總 數		
例 數	6			5			4			6			7			28		
成 績	上	中	下	上	中	下	上	中	下	上	中	下	上	中	下	上	中	下
10 分	0	5	1	0	5	0	0	3	1	0	3	3	1	3	3	1	0	8
20 分	6	0	0	5	0	0	4	0	0	6	0	0	6	1	0	27	1	0
30 分	0	1	5	0	0	5	0	1	3	0	3	3	0	3	4	0	8	20

性別 : 男10例, 女18例
患肢 : 右側13例, 左側12例, 兩側3例
(27例는 灸와 終始同一 하게한다)

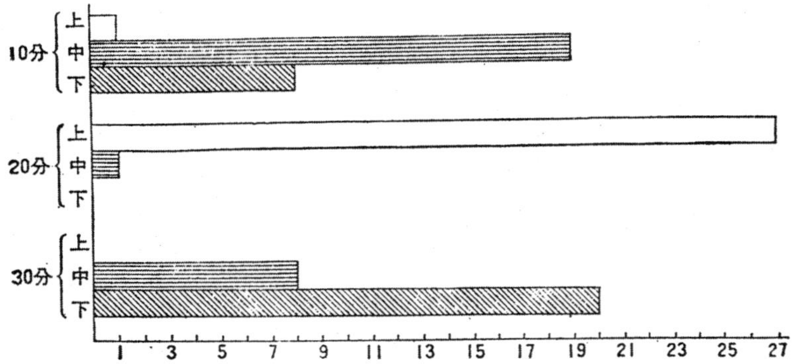

圖 46 置針時間에 의한 總合成績

적이 압도적으로 많고 하의 성적은 1예도 볼수 없었다. 30 분간치침에서는 20 분간치침과 반대로 상의 성적은 1예도 없고 하의 성적이 대다수를 차지하고 있었다.

이 치침의 3 방법에 대하여 치료 성적을 검토하니까 10분·20분·30분의 각 치침시간 상호간에는 각각 고도의 유의차가 검출되었다. 따라서 3자의 치침중 20분이 좌골신경통에 대해 최적한 방법이며, 10분은 다음으로 좋은 수기가 되며, 30분은 가장 부적한 수기라고 결론된다. 이 성적을 각형에 분류해 보니까 예수부족으로 결론은 낼수 없으나 모든 증예의 경우와 거의 비슷한 경향을 나타내는 점으로 봐서, 어떤형에도 20 분간치침이 적응한것이라 말할수있겠다.

치침의 의의

(A) 계 획

위에 말한 연구로 치침시간은 20분이 가장 훌륭하다고 하는것이 확인 되었는데, 여기서는 지금까지 많은 연구를 해온 단자(單刺)와 먼저 말한 치침을 비교하여 그것이 임상효과상, 어떠한 상위(相違)를 나타내는가를 시험하기로 했다.

여기서 좌골신경통의 환자를 치침군과 단자군으로 나누어 치침군은 먼저의 치침시간의 의의를 검토했을때 가장 우수한 성적이였던 20분간 치침의 방법을 행하고 단자군에는 먼저 자격방법의 의의를 검토할때 가장 유효했던 중자격의 방법을 행했다.

치료성적의 평가는 압통량과 라세—그각도를 지표로 하지만, 압통의 출현부위와 그 정도에는 개인차가 있기때문에 환자가 나타내는 압통중에서 가장 뚜렷한곳을 1위점으로 하고, 다음것을 2위점이라 부르기로 했다. 또 압통 혹은 라세—그현상의 정도가 가볍고, 수량가로서 측정할 수 없는 것이있을때는 측정가능한 자료만을 대상으로하여 경과를 관찰했다.

또 압통과 라세—그각도의 측정은 치료전에 행하나, 이 실험에서는 처음회와 5 회째의 실측가를 가지고 비교하기로 했다.

(B) 성   적

치침을 행한 중에는 31예(남 10예, 여 21예 환자는 우측 12예, 좌측 16예, 양측 3예)였고, 단자를 행한 중에는 30예(남 18예, 여 12예, 환지는 우측 17예, 좌측 9예, 양측 4예)였다. 이것을 병형으로 나누면 표 43 과같았고, 치침군과 단자군은 각형이 거의 동수가 되도록 활당했다.

表 43 置針과 單刺의 硏究例數

	置 針	單 刺
後 側 型	5	6
前 側 型	9	6
外 側 型	3	4
總 側 型	5	6
器 質 型	9	8
	31	30

치침군과 단자군의 성적은 표 44 와 같으나, 예수가 전증 예수와 다른 것은 압통 또는 라세—그각도가 수량가로서 측정할수없을 정도의 증예가 있었기 때문이다. 또 동표의 평균개선가에 대하여 개략의 성적을 알기위해 그라프로 하니까 도 46 가된다. 이 그라프를 보면, 압통의 1 위점, 2 위점 및 라세—그현상의 개선은 치침이 단자보다 훨씬 졸릉한 수

表 44 置針과 單刺의 成績

		置 針 群		單 刺 群	
		例數	平物改善値	例數	平物改善値
壓 痛	1 位 點	31	1.13	27	0.75
	2 位 點	26	0.74	200	0.17
라세—그角度		8	11.5	15	1.8

壓痛 1 位點 : to＝1.46 壓痛 2 位點 : to＝2.49 (有意)
라세—그角度 : to＝3.64 (高度有意)

기 인것이 이해 될것이다.

이 자료를 통계적으로 보면 압통 2 위점의 비교에 있어서는 유의로라세—그현상은 고도로 유의한 차가 증명되었다.

그러나 압통 1 위점에서는 유의차를 검출할수 없었으나, 치침군에 유효한 경향이 있었다. 이상의 성적으로 봐서, 좌골신경통에 대해 치침은 단자보다도 훌륭한 수기라고 결론된다.

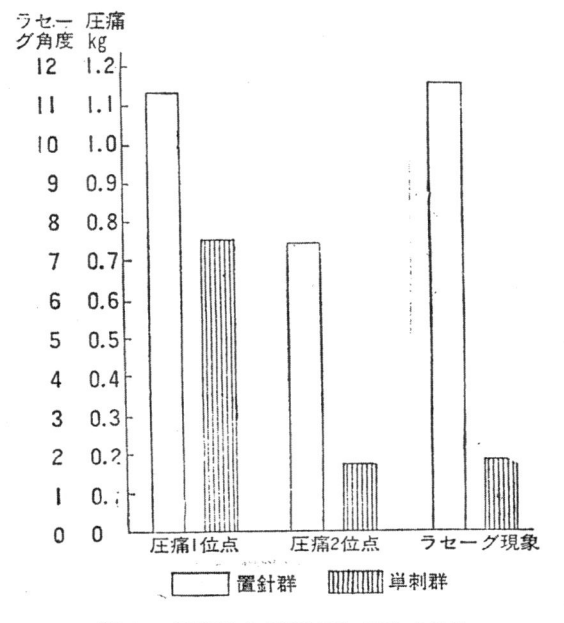

圖 47　置針群과 單刺群의 平均改善値

자입도(刺入度)의 의의

(A) 개　획

침의 자입은 옛부터 深淺의 補寫로서 論하여져 얕게 찌르는것을 보법 깊게 찌르는것을 사법이라고 보는것이 일반적이다. 그러나 深淺이라 하더라도 그것은 비교상의 문제이고, 자입심도에 대해서는 밝혀져 있지 않다. 그것은 질병·개체·자침부위등에 의해 동일한 자입심도라도 각 각 보사의 의의가 다르기 때문이다.

따라서 이 연구에서는 심자와 淺刺에 일정한 기준을 설정하여 임상시 험을 실시했다. 深刺란 요전부터에서는 20∼30mm, 하지에서는 10∼20 mm 자입하여 20분간 치침하는 방법을 사용하고, 淺刺란 어떤 부위에서 든지 약 5mm 자입하여 20분간 치침하는 방법을 행했다. 그외의 수기 는 치침의 의의를 연구한 경우와 같이하고, 경혈은 深刺·淺刺 다같이 유효점만을 썼다.

深刺와 淺刺는 무작위로 활당하여 동시대조에 의해 양군에 미치는 영 향을 전연 같이되도록 하여 또 좌골신경통의 형도 양군에 평등하게 되 도록 계획했다.

치료성적의 평가는 압통량과 라세—그각도를 지표로해서, 각 4회씩 치료한 다음 치료전과 치료후의 실측가의 변화를 산출하여 深刺群과 淺 刺群의 성적을 비교검토했다. 또 압통점에 대해서는 가장 뚜렸한 부위 를 1위점으로 하고, 다음에 강한 부위를 2위점으로 하는등, 그 방법은 먼저의 치침의 경우와 동일방법을 취했다.

(B) 성 적

深刺와 淺刺의 자입도를 연구한 증예는 표 45에 나타낸것같이 深刺群 淺刺群 공히 16예씩이였다(深刺群은 남 7예, 여 9예였고, 환지는 우 8예, 좌 6예, 양측 2예이며, 15에 구를 병용했다. 淺刺群은 남 10

表 45 深淺刺의 例數

	深 刺	淺 刺
後 側 型	3	3
前 側 型	3	3
外 側 型	1	1
總 合 型	2	2
器 質 型	7	7
計	16	16

예 여 6 예이며, 환지는 우 8 예, 좌 7 예, 양측 1 예였고, 14 예에 구를 병용했다) 더욱 이 시험기간내에는 탈락자는 1 명도 없었다.

그 증예의 출현예는 표 46 와 같이 압통점의 1 위점도 2 위점도 또 라세—그각도도 거의 비슷했고, 深刺·淺刺의 양군에 같은정도의 환자가 배분되였음을 알수있다.

그성적은 평균 개선가로 해서 표 46 에 표시한것과 같으나 이것을 이해하기 쉽게하기 위해 그라프로한것이 도 47 이다. 이것은 직관적으로 봐도, 심자군의 평균개선가가 천자군의 그것보다는 훨씬 우수하다. 또 이

表 46 深刺와 淺刺의 成績

		深 刺 群		淺 刺 群	
		例數	平均改善値	例數	平均改善値
壓 痛	1 位 點	15	1.29	16	0.34
	2 位 點	15	1.17	13	0.29
라세—그각도		10	7.7	8	0.4

壓痛 1 位點 : to=2.59 (有意) 壓痛 2 位點 : to=2.82 (高度有意)
라세—그角度 : to=1.72

양군의 성적을 통계적으로 해석하면 압통 1 위점에서는 유의 2 위점에서는 고도로 유의한 차가 검출됐다. 그러나 라세—그각도의 비교에 있어서는 유의차를 증명할수가 없었으나 심자군의 유효한 경향은 인정됐다. 이상의 결과로 봐서 임상상, 심자는 천자보다는 뛰어난 수기라고 결론된다.

격통부(激痛部)치침의 의의

(A) 계   획

좌골신경의 분포영역에 넓게 동통을 호소하는 경우에도 부위에 따라 아품의 정도에 차이가 보이는게 보통이다.

특히 운신도 못하게 곤란한 정도로 강한 아품을 호소하고 있을때에 격통부를 물어보면 殿部일때도 또는 하퇴외면일때도 있고해서 그 부위

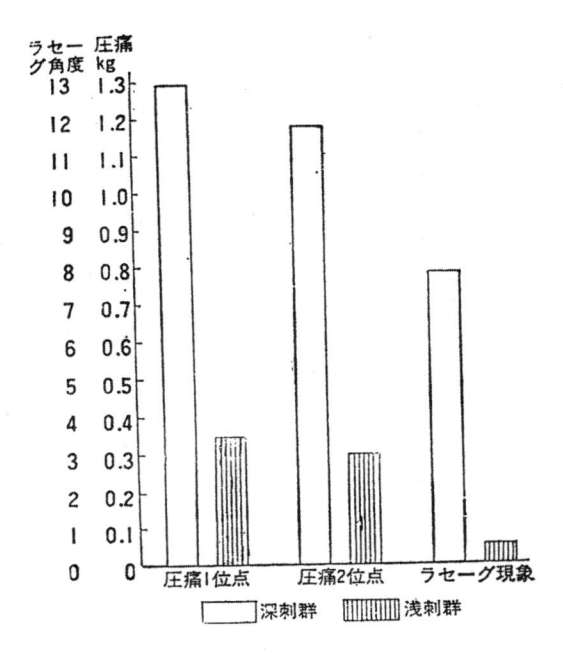

圖 48 刺入度에 의한 平均改善値

는 그다지 광범위 하지를 않다. 이러한 경우에 그 격통을 다소라도 경 감하는 방법이 있다고하면, 치료가에게나 환자에게나 복음이라고 하지 않을수없다. 그 뜻에서 격통부의 대책으로서 환부의 치침이 어떤 가치 를 나타내는가에 대하여 연구하기로 했다.

연구방법은 주요점의 경우와 같이 대조기로서의 방법을 채용했다. 즉 전관찰기로서 침은 먼저 말한 중자격과 米粒大의 灸 5 壯을 유효점에 수 회 행하고, 다음에 시험기로서 격통부의 압통점 약 4 기소에 20mm 내외 의 자침으로서 20 분간 치침하는 방법을 가해 전관찰기와 동수 행했다. 그결과 전관찰기와 시험기의 성적을 비교하고 이것을 평가하는데는 주 요점의 연구와 같이 우·량·불변악화의 4 단계로 했다.

(B) 성   적

격통부에 치침을 하고 어떠한 영향이 있는가를 연구한 증예는 35 예였고, 전관찰기와 시험기에 평균 5 회(3~15 회)의 치료를 행했다. 그 성적은 표 47 을 보는바와같이 유효 24 예(68%), 불변 11 예(32%)이고 악화는 않보였다.

表 47 激痛部置針의 成績

	有効	不變	惡化	總 數
後 側 型	3	1	0	4
前 側 型	4	3	0	7
外 側 型	3	1	0	4
總 合 型	6	1	0	7
器 質 型	8	5	0	13
合 計	24 (68)	11 (32)	0	35 (100%)

性別 : 男 18 例, 女 17 例
患肢 : 右側 15 例, 左側 14 例, 兩側 6 例

이 결과로 봐서 격통부의 치침은 유효하게 작용하는것이 많고, 예를 들어 무효라 하더라도 악화하는듯한 증예는 볼수 없었다. 따라서 동통이 심한 부위에는 치침을 해보는것도 좋은 방법이라 할것이다. 이 성적은 먼저의 치침의 연구와 합쳐 생각하더라도 당연한 것이지만, 격통부의 유효점 이외의 압통점에 치침을 증가 하여도 병상을 호전시키는 경향이 있다는것을 알았다.

皮內針의 의의

(A) 계 회

피내침은 여러종류의 동통성질환에 유효하다는 말들을 하는데, 좌골신경통에는 어떤 작용을 나타내는가에 대해 임상연구의 계획을 세워 봤다.

이 방법은 우선 환자를 5 종의 병형으로 분류하고, 이것을 來診順으로 2 명을 1 조로하여 기본치료와 피내침 치료를 공평하게 활당하여 각 조는 치료회수를 동일하게 행했다. 이 기본치료란 유효점에 대해 먼저

146

의 연구중에 자격침과 米粒大의 灸 5장을 행하는 방법을 말하며 피내 침 치료란 기본치료와 동시에 압통의 현저한 유효점, 때로는 유효점이 외의 압통점을 포함하여 4내지 5개소에 피내침을 고정하는 방법을 말한다.

피내침 치료에 있어서의 피내침은 19호(약 2번), 깊이 10mm의 은 침을 쓰고 피내에 약 3mm 자입하여 반창고로 고정시키는 방법을 썼다.

성적의 평가는 압통의 가장 현저한 점을 1위점으로하고, 다음에 압통이 강한 점을 2위점으로 하여, 그 정도를 압통계로 측정한것을 판정 척도로 했다.

2위점에 대하여 1조의 한쪽에 뚜렷한 압통이 나타나있지 않았을때는 그위점의 측정가는 제외했다. 그 치료전과 치료최종회의 다음날에 있어서의 실측가의 변화량을 뽑아내어 각조마다를 비교하여 성적이 좋은 쪽을 우로하고 나쁜쪽을 열로하여 양치료의 차가 없을때는 동으로 평가했다.

(B) 성   적

연구증예는 기본치료군도 피내침치료군도 각 18예석이였고, 형으로 류별하면 양조 다같이 후측형 2예, 전측형 4예, 외측형 2예, 총합형 4예, 기질형 6예였다. (기본치료군은 남 11예, 여 7예였고, 환지는 우측 13예, 좌측 2예, 양측 3예였다. 피내침치료군은 남 8예, 여 10예였고, 환지는 우측 9예, 좌측 6예, 양측 3예였다)

기본치료군과 피내침치료군의 치료회수는 각각 평균 4,7회였으며, 회수별로보면 3회가 4예, 4회가 3예, 5회가 9예, 7회가 1예, 9회가 1예였다.

그성적은 양군이 각각 조가 되어있기 때문에 한쪽을보면 딴쪽은 그와 반대이니까 여기에서는 피내침치료군의 성적을 보기로 하자(표 48)

기본치료와 피내침치료의 성적이 같았던것은 의미가 없기때문에 제외하고 우와 열의 예수를 비교해 보면 1위점에 있어서는 8예석으로 전연 차가 없고, 2위점에서는 우 6예, 열 8예로서 피내침치료의 뒤떠러진

表 48 皮內針 治療群의 成績

	1 位 點			2 位 點		
	優	同	劣	優	同	劣
後 側 型	1	0	1	1	0	1
前 側 型	2	1	1	1	0	1
外 側 型	1	0	1	1	0	1
總 合 型	1	1	2	1	0	2
器 質 型	3	0	3	2	0	3
合 計	8	2	8	6	0	8

예수가 많다. 이 정도의 차는 통계적으로 봐서 의미가 있는 것이 아니고, 그 결론은금후의 연구에 기대하지 않으면 않된다. 그러나 기본치료와 동시에 압통점에 수개처에 피내침을 행한다는 방법은 임상상 특별한 의의를 나타내지 않는다는 것은 대략 추측될수 있을것이다.

이와같이 毫針과 施灸의 치료를 행하고 또다시 피내침의 치료를 가해도 객관적 정보인 압통량에는 피내침에 의한 특수한 의미는 나타나지 않았으나 기본치료의 도중에 있어 피내침을 가하면 소수의 환자에는 피내침을 가하고부터 아픈것이 덜하다고 호소하는 사람이 있다.

이것은 피내침의 효과인지 또는 앞서 행한 기본치료의 餘効에 의한 건지 혹은 피내침이 자입된체 있는 암시효과 때문인지 판단키 어려우나 피내침을 자신의 몸속에 자입해 두었다고 하는것은 병인의 마음에 크게 작용하는것은 아닐까.

심리효과도 치료의 일부라고 한다면 암시성이 높은 증예에 응용하는 것은 부정할것이 아니지만, 이러한 연구방법으로는 피내침의 유용성을 입증하기에는 이르지 않았다. 그러나 高岡(高岡 松雄)씨는 월경때의 요통·하복통과같은 관련통에 대해 피내침을 자입해두면 효과가 나타나는 것이 실험적으로 증명되었으나, 이와 마찮가지로 심부조직의 장해에 의한 관련통양의 坐骨신경통은 때로는 피내침에 의해 제거될때도 있을것이다.

그와같은 자각적인 동통은 이 연구에 사용한 압통계에는 검출력이 약하기 때문에 수량가로서 측정안된것인지도 모른다.

2. 灸 의 수 기

施灸壯數의 의의

(A) 계 획

靈枢官能篇(第 73)에는 경락의 긴장도 함하도 또 음양이 모두 히할때에도 灸가 적응된다고 돼있다. 그 보법은 자연히 불이 타도록 내버려두고, 사법은 불을 붙어서 빨리 태우는것이 靈枢背兪篇(第 51)의 설이다. 千金方에는 灸에 대하여 여러가지 문제를 론하고 壯數에 대해서는 壯年病根의 깊은것은 많이하고, 老人·小兒·瘦弱한것에는 반감한다고 설명되어있다. 그러면 좌골신경통에는 어느정도의 施灸가 적당한것일까.

이 문제를 연구하는데는 壯數의 다소 艾의 대소, 硬軟, 質의 良否등의 交絡이 생기고 이것을 한꺼번에 해결하는것은 극히 방대한 연구를 필요로 하기때문에 여기서는 壯數의 적응량만을 연구테―마로 했다.

經穴은 유효점만을 사용하고, 艾의 질이 좋은것을 米粒大(약0.5mg)의 원추형으로하여 밑면을 경혈위에 놓고 상부에서부터 태운다. 그 燃燒時에 施灸點의 양쪽을 示·中指頭로 압박한다.

壯數는 3壯·5壯·10壯의 3종으로하고, 동일환자에게 3종의 방법을 일정기간썩 행하여 그 순서는 증예에 따라 란담으로 했다. 침을 병용할때는 前記자격방법의 의의를 연구했을때의 중자격을 시종일관 같은 모양으로 실시했다.

성적의 평가는 압통량과 라세―그각도를 주된 지표로하고, 이 수가로차가 판명안될때는 자각증상을 대상으로하여 각환자의 3종의 施灸法에 의한 개선도를 비교해 최량의 성적을 상·중간의 성적을 중, 최저의 성적을 하로하여 3단계로 정했다.

(B) 대 표 예

이름판매업을 경영하는 59세의 남자. 17세때 장티브스에 걸렸었음.
37세때 자동차운전으로 파로했고, 요통·좌골신경통(처음 左, 나종엔
양측이 됐다)의 기왕력이 있다.

3개월전부터 오른쪽 내퇴후면, 하퇴전면에강한 아픔을 느껴 10일간
씩, 2회, 甲府溫泉요법을하여 동통은 다소 편해졌는데 날이갈수록 아
픔이 다시 증강되여 침구치료를 찾아왔다.

초진때는 오른쪽 하퇴전면에 안정시에도 강한 자발통을 호소하고있었
고, 전부 대퇴후면에도 아픔을 느낀다고한다. 압통은 자발통이 있는 부
위에 나타나고 있는데 右上胞肓의 3.3kg, 右外承筋의 4.3kg가 현저했
고 라세―그각도는 49도 였다. 똑바로서면 요추는 오른쪽으로 凸灣하
고 右아끼레스腱反射는 감약하고, 右足母指에 지각둔마가 있었다. X선
에서는 變形性脊椎症이 인정됐다.

이 환자에게 灸手技 5壯의 방법을 4회 했더니 도49을 보다시피 압
통량도 라세―그각도도 경감했다. 다음에 3壯의 灸手技를 4회 행했더
니 증상은 거의 정체된것같은 경과 였다. 이에 이어서 10壯의 灸를 4회
행했더니 도와 같이 압통은 변화해 라세―그각도도 약간 악화했다.

마라서 다시 5壯의 灸로하여 치료하니까 병상은 차차 개선되어 도에

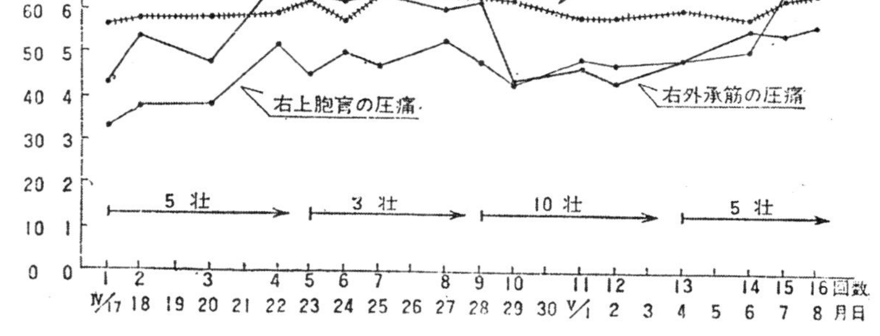

圖 49 器質型 59세 ♂

는 생략되여 있으나 34회로 증상은 소실했다. 침은 시종일관 중자격을 동일하게 행했다. 이 경과로 봐서 이 증예의 성적은 5壯이 상, 3壯이 중, 10壯은 하로 평가됐다.

(C) 성 적

대표예와 비슷한 방법으로 31예를 관찰했으나, 이것은 1예를 제외하고는 침치료를 병용했다. 그중 3종의 시구법을 1회씩 시험한것이 22예 2회씩 시험한것이 9예 였다. 그 성적은 표 49와 같으며, 총수의 성적을 보기쉽게 하기 위해 작대기 그라프로 하면 도 50과 같이 3壯은 중,

表 49 施灸壯數에 의한 成績

	後 側 型			前 側 型			外 側 型			總 合 型			器 質 型			總 數		
例 數	4			8			3			9			8			21		
成 績	上	中	下	上	中	下	上	中	下	上	中	下	上	中	下	上	中	下
3 壯	0	2	2	0	4	3	0	2	1	0	6	3	2	4	2	2	13	11
5 壯	4	0	0	6	1	0	3	0	0	8	1	0	6	2	0	27	4	0
10 壯	0	2	2	1	2	4	0	1	2	1	2	6	0	2	6	2	9	20

性別 : 男 12 例, 女 19 例
患肢 : 右側 13 例, 左側 13 例, 兩側 5 例

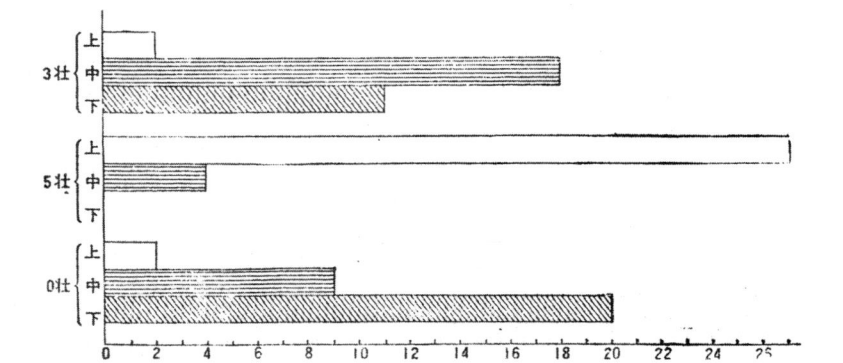

圖 50 施灸壯數에 의한 成績

5壯은 상, 10壯은 하의 성적이 극히 많다.

이 3수기에 의한 성적의 의의를 확인하기 위해 해석하면 3壯과 5壯 5壯과 10壯의 사이에는 고도의 유의차(∝=1%)가 있고, 3壯과 10壯의 사이에는 유의차를 인정할수가 없었다.

이 관계를 각각의 형에 갈라 보아도 모든예의 성적과 거의 같은 경향을 갖고있다. 따라서 5壯의 수기가 3자간에서 가장 적응한 방법이라고 결론된다.

激痛部多壯灸의 의의

(A) 계   획

좌골신경통의 격통을 어떤 방법으로던지 경감시키고 싶다는것은 모든 임상가가 바라는 상정이다.

앞서 침외 수기에 있어서 격통부치침의 효과가 있음을 연구했지만, 灸에 의한 대책으로서 多壯灸의 영향을 관찰했다.

시술방법은 처음 몇회는 米粒大(약 0.5mg)5壯의 灸를 행하여 기본치료로 하고(자세한것은 前記施灸壯數의 의의를 연구한 방법과 같음), 다음에 동통이 심한 부위에 米粒大 15～2壯의 施灸를 기본치료와 같은 회수로 행하여 多壯灸치료로 했다. 경혈은 유효점만을 썼고 침을 병용할 때는 먼저의 중자격의 방법을 인제나 같은꼴로 행했다.

성적의 판정은 기본치료와 다장구치료에 대해 前記와같이 압통량, 라세—그각도를 주 지표로하여 비교하여 다장구치료의 작용이 훌륭했을때를 유효, 뒤떠러져있을때를 악화, 양치료에 우열의 차를 인정키 어려울때를 불변으로 했다.

(B) 성   적

이 연구는 23예의 환자에 행했으나 그 성적은 표50과같이 유효 16예(70%)로서 비상하게 많고, 불변은 7예(30%)로 악화예는 볼수없었다. 5형에 나누어 봐도 기질형을 제외하고 유효예가 많다. 이 결과로 보아 다장구치료는 격통부의 대책으로 한번 시험해 볼만한것이라 생각된다.

表 50 多壯灸의 成績

	有効	不變	惡化	總　　數
後　側　型	4	1	0	5
前　側　型	3	1	0	4
外　側　型	2	1	0	3
總　合　型	4	1	0	5
器　質　型	3	3	0	6
合　　　計	16 (70)	7 (30)	0	23 (100%)

性別 : 男 13 例, 女 10 例
治療 : 針灸 20 例, 灸 3 例

침치와 구치의 비교

좌골신경통의 임상적 연구를 1961 년의학회(日本針灸治療學會)에 숙제보고로서 발표했지만, 그때까지에 연구한 증예는 335 예 였다.

이 증예가운데, 침단독치료, 구단독치료 및 침구병용치료에 의한 치료회수와 치료성적은 어떻게 되어 있는가를 조사하여 보자.

이들 증예는 계획적으로 치료종목의 의의를 관찰한게 아니고 치료점의 작용 시술수기의 작용들을 연구한것임으로 성적에는 여러가지의 영향이 혼입되여 적당한 자료라고 말하긴 어렵다. 그러나 의식적으로 환자를 분류한것이 아니기 때문에 치료종목도 연구방법의 다른점도 란담의 표전이 되여있다 하겠다.

그럼 335 예 가운데, 침단독치료는 27 예, 구단독치료 82 에, 침구병용치료 226 에 였다. 이것을 형으로 나누면, 후측형 97 에, 전측형 60 에, 외측형 23 에, 총합형 70 에, 기질형 85 예였다. 이 증예를 제 6 장의 초보연구의 성적판정에 따라 우·량·불별·불량의 4 종으로 나누어 비교하여 보자.

우선 치료종목에 의한 평균치료회수를 보니까 표 51 과같으며, 최후까지 경과가 관찰된 우의 증예에만을 뽑아보면 침은 31 회, 구는 17 회, 침구병용은 18 회여서 침단독치료의 회수가 가장 적었다.

表 51 治療種目에 의한 平均治療回數

成 績	針				灸				針　灸			
	優	良	不變	不良	優	良	不變	不良	優	良	不變	不良
後 側 型	12	6		0	15	18	65	0	14	13	48	0
前 側 型	8	9	0	0	18	16	21	0	14	13	10	21
外 側 型	14	30	15	0	16	32	0	0	24	17	32	0
總 側 型	16	18	73	0	21	20	31	0	17	18	24	11
器 質 型	13	0	75	0	19	30	18	0	25	31	23	24
平 均	13	19	54	0	17	24	40	0	18	21	26	20

表 52 治療種目에 의한 成績

成 績	針				灸				針　灸				總 數
	優	良	不變	不良	優	良	不變	不良	優	良	不變	不良	
後 側 型	7	1	0	0	27	2	4	0	46	9	1	0	97
前 側 型	2	1	0	0	10	3	1	0	30	9	3	1	60
外 側 型	3	2	1	0	2	1	0	0	8	4	2	0	23
總 合 型	5	2	1	0	7	3	2	0	29	16	4	1	70
器 質 型	1	0	1	0	9	8	3	0	35	18	8	2	85
小　計	18 (67)	6 (22)	3 (11)	0 (0)	55 (67)	17 (21)	10 (12)	0 (0)	148 (65)	56 (25)	18 (8)	4 (2)	335
合　計	27(100%)				82(100%)				226(100%)				

　그 치료성적은 표 52 와 같으나, 우의 성적이였던 증예만을 뽑아보면 침치료에서는 67% (18 예), 구치료에서는 67% (55 예), 침구병용에서는 65% (148 예)였어서 각 치료종목에 의한 차이가 거진 보이지를 않는다. 따라서 침단독과 구단독의 증예를 증가하지 않는다고 결론을 내릴수는 없지만, 이 결과로 봐서는 치료종목은 어느것을 쓰던지 거의 같은 성적을 얻을수있음을 알았다.

제 10 장 예후(豫後)·환경 (環境)·응용(應用)

좌골신경통 증후군으로서의 정보에서 그것에 대하는 치료방법이 결정 되는것뿐아니라, 그 질병이 어떤 경과를 디듬어 어느정도의 치료성적을 올릴수 있는가에 대해서 예측적인 지식을 얻을수 있다면, 진찰의 역활 이 한층 유의헤진다.

그런뜻에서 과거의 증예를 집계하여 예후의 문제를 추정할수 있나없 나를 검토해 보기로한다.

또 좌골신경통에 대한 생활환경으로서 주의하지 않으면 안될점은 많이 있다. 그것들에 대해 과거 20여년간의 경험에서 주요하다고 생각되는 것을 참고로 들어두고싶다. 또한 여기에 연구하여온 좌골신경통의 치료 법은 그외의 질환에 대해서도 응용하여 가치가 있는것을 때때로 경험했 으므로 그것들의 이용방법에 대해서도 건드려 두고싶다.

1. 예 후 의 판 정

著効例에서 본 豫後

좌골신경통증후군에 대한 침구치료의 임상적 연구는 현재까지 20여 년 계속해 왔으나, 그 사이에 증상이 소실될때까지 또는 2 주간이상 경 과를 추구할수 있었던 증예는 500여예에 이르렀다.

이 가운데 연구를 게시하고부터 500 예 까지를 자료로하여 그 치료성 적과 치료회수를 조사하여 보자.

이 500 증예의 성적판정에 대해서는 제 6 장의 초보연구에서 행한것처 럼 우·양·불변·불량의 4 단계로 나눈다.

그 결과는 표 53 과같이 우 319 예(64%), 양 132 예(26%), 불변 45

예(9%), 불량 4 에(1%)였다.

이것을 각형에 대해서보면 표 53 의 숫자가 표시하는바와같으나, 그중 우의 증예만을 뽑아내어 각병형을 그라프로 비교하니까 도 51A 와같다.

表 53 500 例 의 治 療 成 績

	優	良	不　變	不　良	總　數
後 側 型	104(83)	17(13)	5(4)	0(0)	126(100%)
前 側 型	70(70)	24(24)	5(5)	1(1)	100(100%)
外 側 型	24(60)	11(28)	5(12)	0(0)	40(100%)
總 合 型	56(55)	34(33)	11(11)	1(1)	102(100%)
器 質 型	65(49)	46(35)	19(14)	2(2)	132(100%)
合　　計	319	132	45	4	500
%	64	26	9	1	100

즉, 후측형이 83%로서 가장 개선율이 높고, 다음이 전측형 70%, 외측형 60%, 총합형 55%로 차차 성적도 저하하여 기질형에서는 우가 49%로서 개선율이 가장 낮게되어있다.

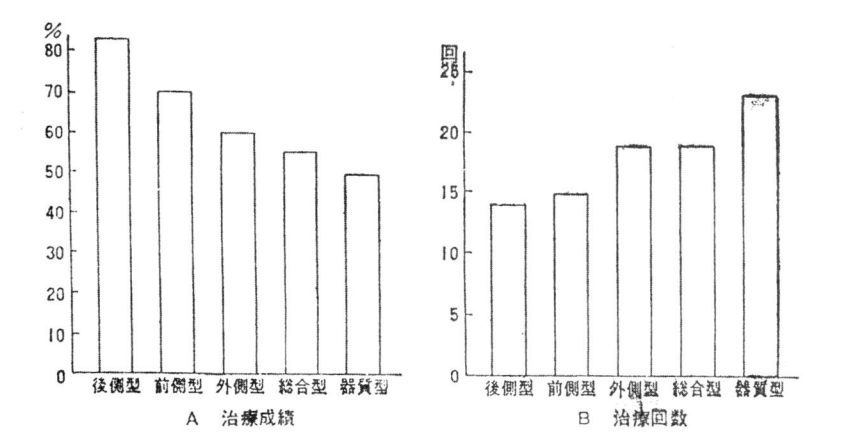

A　治療成績　　　　　　B　治療回數

圖 51 優症例의 型에 의한 比率

또 이 5종류의 각병형에 대해 양·불변·불량의 3자를 합한 증예와 우의 증예를 비교한 경우 어떤 관계가 있나를 검정해 보니까 후측형은 외측·총합·기질의 3형에 대해 뚜렷하게 개선율이 높고(고도로 유의) 전측형은 기질형에 대해서도 (고도유의), 총합형에 대해서도(유의) 명백히 성적이 뛰어나 있으나 외측형에 대해서는 뛰어난 경향이 보일뿐이다.

다음에 500예의 좌골신경통에 대해서 얼마만큼의 치료회수를 요하고 있는가를 조사해 보자. 전 증예중에 성적의 양·불변·불량인것은 환자의 자유의사에 의해 치료를 중지하고 있기때문에 여기에서 필요한 치료회수를 추정할수는 없다. 따라서 치료를 최후까지 계속한 우의 증예에 대해서 보자면, 각병형의 평균치료회수는 표54와같다.

表 54　優症例의　治療回數

	例　　數	平均回數	最短～最長
後　側　型	104	14	3～53
前　側　型	70	15	3～48
外　側　型	24	19	7～32
總　合　型	56	19	6～51
器　質　型	65	23	6～96

즉 후측형은 14회, 전측형은 15회였고, 외측형과 총합형은 각 19회로 조금 회수가 많고, 기질형은 23회로서 가장 장기치료를 요하고 있었다. 이것을 도51B 와같이 그래프로 하면 치료성적(도51A)의 좋은형이 치료회수는 적고, 치료성적의 뒤멸어져 있는것이 치료회수를 길게 요한다는 것은 정말 대조적이다.

이와같이 단순하게 본 평균치료회수의 인상(印象)이 과연 통계적으로 의미있는 차를 나타내고 있는가에 대해서보면 외측형·총합형및 기질형은 후측형에 비해서 장기의 치료를 필요로 하는것이 고도로 유의이고, 또 외측·총합·기질의 3형은 전측형보다도 장기의 치료를 필요로 한다는것은 유의(기질형은 고도로 유의)인것이 판명됐다.

이상 말한 치료성적과 치료회수의 결과를 총합하면 후측형과 전측형은 경증의 좌골신경통이며, 외측형, 총합형 및 기질형은 중증의 좌골신경통이라고 할수있고, 그중에서도 기질형은 가장 중증의 경향이 있다.
이 결과는 내가 학회(1961년)에 숙제보고로서 335예를 정리했을때의 성적과 거의 같았다.

따라서 좌골신경통을 증상에 의해 5형으로 분류하는 것은 이 증후군의 예후를 판정하는데 도움이되는것이며, 이 사실로 봐서 병형의 층별이 한층 중요한 의의를 갖게 됐다.

더욱 표 54의 평균치료회수는 우의 증례만을 뽑아낸것이니까 각형에 대한 실제의 치료회수를 추정하는데는 더욱 많은 회수를 예상하지 않으면 안된다.

遠隔成績에서 본 豫後

나는 1961년에 좌골신경통의 335예를 숙제보고로서 학회에 발표했으나, 그 증예중에서 만 1년이상 14년을 경과한 것으로 치료성적이 우 및 양이었던 증예에 대해 좌골신경통의 재발율을 조사하여 5형의 층별이 재발문제와 어떤 관계에 있는가를 조사하여 봤다. 자료의 입수는 재발에 의한 來院 왕복엽서 방문등에 의했다.

335예중에 만 1년이상을 경과한 증예의 실수(재발자를 제함)은 227예였고, 그중 원격성적이 확인된 수는 164에 였다. 이것들은 경과년수가 증가함에 따라 재발율이 높아지는 경향이 있고, 1증예에서 재발회수가 많은것은 6회에 이른것도 있다.

그럼 원격성적의 조사가 된 164예에 대하여 보면 후측형과 전측형은 재발율이 낮고(총합형에 대해 유의), 나머지 3형은 재발율이 높았다.

이 재발율에 대해서도 앞서의 치료성적의 경우와 같이 후측형과 전측형은 경증·외측·총합·기질의 3형은 중증좌골신경통이라고 볼수가 있을것이다.

고로 재발하는 면에서도 형의 층별은 예후판정에 이용된다고 생각된다.

表 55 各 型 의 遠 隔 成 績

	例 數	再 發 數	再 發 率
後 側 型	62	6	10%
前 側 型	28	2	7%
外 側 型	9	2	22%
總 合 型	32	10	31%
器 質 型	33	8	24%
計	164	28	

또 재발자의 동통에 대해 그 정도를 본다면 재발시는 전회치료때에 일어난것같은 강렬한 아픔을 보통 호소하지 않았다. 이것은 극히 주목할만한 점이지만 이와같이 재발때의 동통이 輕度인것은 환자가 전회의 경험에 비추어 조기에 치료를 받으러 오기때문인지도 모른다.

여기 한가지 흥미있는 문제는 처음 가벼운 후측형 또는 진측형으로서 발증했어서 몇회인가 재발을 되풀이하면 나아가서는 무거운 외측형·총합형·기질형이 되어 발증하는 경향이 있다.

이것은 원질환으로서 중증이 병원(病原)이 내제하고 있기때문에 생활환경 기타에 의해 다시 동통을 유발한다고 상상된다.

원질환에서 본 예후

500 예에 좌골신경통중 각과의 전문의(專門醫)에 의해 원질환이 진단된것은 94 예 였었다. 기타의 증례는 대다수가 원질환의 검색을 안했거나, 혹은 검색을 했는데도 불구하고, 원인이 불명이었던 것들이다. 여기서는 원질환이 판명된 좌골신경통을 5형으로 분류하이 그예후의 문제를 검토하여 보자.

우선 이들의 원질환이 확인된 좌골신경통에 침구치료를 가한 성적을 앞서와같이 우·양·불변·불량의 4 단계로 나누면 표 56 과 같았다.

이 우와 량을 합한것을 유효에로 하며는 그 총수는 81 예, 즉 86%에 해당한다.

또 원환이 불명인 증예를 합한 500 예의 치료성적은 유효예가 91% 로

表 56 原疾患에서 본 治療成績

症候 및 病名	後側型 優	良	不變	前側型 優	良	外側型 優	良	不變	綜合型 優	良	不變	器質型 優	良	不變	不良	總數
脊椎部外傷性疾患																
椎間板헤르니아症	3	1		2		1	1		1	1		7	4	1	1	25
脊椎分離症									1	1		1	1			3
脊椎수나病症						1	1		1			1				3
仙腸關節의 外傷				1					1							1
脊椎部의 非外傷疾患																
變形性脊椎症	2			6		1	1	1	3	2		7	4	1	1	28
椎間板變性症				1		1	1		1	1				2		6
脊椎骨粗鬆症	1					1			1							1
急性脊椎角度仙椎	1					1			1							3
腰仙椎移行椎	1	2							1					2		5
腰仙關節炎																1
仙腸關節炎									1							1
橫突起骨折									1	1	1					3
中 筋(神經)																
筋痙直(先天脱臼)			1		1				1	1		1		1		2
神經痛	1															3
多發性神經炎	1	1				1			1	1		1		2		3
患·代謝性疾患																
糖尿病												1	1			2
關節炎												1	1			2
痛風														1		1
合計	9	4	1	10	2	4	3	1	11	7	3	19	12	7	1	94

160

돼 있다. 따라서 이 양성적의 사이에는 뚜렷한 차가 있다고 못한다. 이 런것은 각종의 원질환을 용이하게 발견할수 있는 좌골신경통에 있어서 도 개선율에는 거의 변화가 없다는 것을 의미하는 것이겠다. 또 X 선에 의해 원인이 증명된것 가운데, 척추부의 병변만을 뽑아내어 보아도 치 유율은 거의 같다. 이것은 뼈에 병변이 있어도, 신경통양증상이 회복한 다는것을 말해주는것이다.

다음에 표 56 의 우와 양을 합한 유효예에 대해서 각형의 비율을 보면 후측형은 유효에 93%(13예), 전측형은 유효에 100%(12예), 외측형은 유효에 88%(7예), 총합형은 유효에 86%(18예), 기질형은 유효에 85 %(31예)였었다. 이 각형간에는 유의차가 보이지 않으나, 이와같이 원 질환이 판명된것에 대해 보아도, 후측·전측의 2형은 유효율이 제법 높고, 기질형쪽으로 옮겨감에 따라 약간의 유효율이 저하되는 경향이 보인다. 이것은 뼈, 혹은 그외에 명백한 병변이 확인되는 좌골신경통에 있어서도 5형의 분류는 예후의 판정에 도움이 됨을 의미하고 있다.

다음에 원질환이 발견되는 좌골신경통은 예후와 어떤 관계를 갖고 있 는가를 검토하여 보자. 위에서 말한 원질환이 판명된 좌골신경통은 지 금까지 연구해온 좌골신경통의 전 증례를 심사한 결과에서 일어나는것 이 아니니까 이것에 의해 결론으로 유도하기는 곤란하나, 총연구증에와 원질환확인증예를 비교한것이 표 57 이다. 이것을 보면, 총연구증에는 후측형 25%, 전측형 20%의 예수가 있었는데 대해, 원질환확인증예에 서는 후측형 15%, 전측형 13%의 증예가 보일뿐이다.

表 57 型에 의한 發症의 比率

		後側型	前側型	外側型	總合型	器質型	總 數
總 硏 究	例數	126	100	40	102	132	500
症 例	%	25	20	8	20	27	100
原疾患確認	症例	14	12	8	21	39	94
例 數	%	15	13	9	22	41	100

그것에 대해 외측·총합·이질의 3형은 원질환확인증에의 퍼—센트가 많아 전자와 역(逆)의 관계를 나타내고, 특히 기질형에 있어서는 원질환이 증명되는 증예가 배우 많이 나타나있다. 이런일은 후측형·전측형에는 명백한 원질환이 증명 되기 어려우나, 나머지 3형에는 뚜렷한 원질환이 많음을 시사하고 있다. 이런 관점에서도 기질형이 중증의 좌골신경통이며, 예후가 나쁜점과 관련을 갖는것이라 할것이다.

2. 생 활 환 경

기   상(氣象)

기상조건이 좌골신경통과 밀접불가분의 관계에 있는것은 일상의 임상에 있어서 때때로 경험하는바이며, 본증에 기상병의 하나로 헤아려지는 이유라는것은 이미 먼저글에서 말한바있다. 이러한 질병도 개체차에 의해 그 증상에 차이를 낳는것이기는 하나, 좌골신경통에 대한 기상의 영향은 그 차가 현저하며, 어느 환자는 일기가 변화하기 전에 그것을 잘 맞출수 있으나, 다른 환자는 아무런 느낌도 없다는식으로 차이가 있다.

일반적으로 증상이 현저할때는 기상변동에 의한 영향이 명백하며 병상의 경감에 따라 영향이 약해지는 것을 볼수있다.

기상조건중에서도 주기적변동으로 좌골신경통에 관계가 있는것은 계절이다.

이미 제 2 장에서 발증기의 분포상태를 얘기한바와 같이 2월부터 5월에 걸쳐서 발증이 가장 많아지는 시기와 8월 9월의 발증이 증가하는 시기와의 두개의 산(山)을 볼수있다. 이것은 혹한에서 온난으로, 혹서에서 추냉(秋冷)으로 옮겨가는 기상의 불안정계절이라 볼수있다. 자율신경계의 기능에서 생각하면 겨울에는 副交感神經긴장상태에 기울고, 여름에는 交感神經긴장상태에 기운다고 말하고 있으나, 기상변동이 많은 봄과 초가을은 자율신경계도 안정을 잃어 나아가서는 혈관운동신경의 바란스가 깨여져 혈행장해가 되어 동통발현의 기서가 일어나게 되는

것은 아닐까.

기상변동의 비주기적인 것으로서 좌골신경통에 가장 밀접한 관계를 나타내는것은 제 4장에 든 기상조건 가운데의 한냉전선이다. 도오꾜오에 있어서의 관찰 결과로는 한냉선통과전으로 편남풍이 불고, 천후가 급변하기전에 증상의 악화하는것이 많이 나타나며, 전선이 도착하여 비가 오기시작하면 이미 증세는 많은 환자에게서 경감되어 있었다.

이러한 기상시의 자율신경계의 상태를보면, 한냉전선의 통과전은 교감신경긴장형이 되고 통과 후에는 부교감 신경긴장형이 된다고 알려져 있다. 이 자율신경계의 동태에서 생각 할때 한냉전선통과전의 교감신경긴장은 혈관수축에 의한 혈행장해가 높아지는 결과로서 동통이 증가되는 것이라 추측된다.

또 기상변동의 비주기적인것으로서 이 동성저기압이 통과할때에도 개체에 따라서는 증상의 악화가 보일수 있다.

이것도 저기압 그 자체의 작용보다는 대기중(大氣中)의 무언가 불명의 인자에 의해 작용되는게 아닐까.

한냉과 다습은 보통 동통을 증강시키는 조건으로 생각하고 있으나 내가 연구한 한에서는 이러한 조건은 직접적 영향을 주지 않는것으로 생각한다.

생 활 상 태

일상생활상태에서 좌골신경통과 특히 관계가 깊은것으로서 어떤 종류의 동작이있다. 그가운데 요근(腰筋)의 긴장을 계속하는 동작 및 요추운동을 되풀이하는 동작은 특히 영향이 현저하다.

요통·좌골신경통은 인류가 네발동물에서 기립보행으로 변했을때 靜動力學的으로 요부의 부담이 과중해져서 발증됐다고 생각하고 있는데, 특히 기립위의 지속, 장시간의 보행, 중량물의 운반은 동통의 증가를 불러 일으키는 것이다.

따라서 이것들의 동작은 극력 피하는 주의가 필요하며, 될수만 있으면 안정와상(安靜臥床)이 병의 경과를 단축한다.

이런 의미에서 골세트의 착용도 좋을것이다. 좌골신경통에서 보행시 동통을 호소하는 사람이라도 자전차·오트바이등에서는 아픔이 오히려 적어지는 수가 많다. 이것은 股·膝關節을 가볍게 굴곡시키고 있기때문에 坐骨신경의 牽引(견인)이 적어 보행보다 아픔이 가벼워졌는지도 모른다. 그러나 자동차에서 자리에 앉아있는것은 요추를 앞으로 굽히기 때문인지 차전차를 타고 있을때 보다 아픔이 대개 많다. 또 성교(性交)에 의해 아픔이 증가하는것도 있는데, 이것은 운동에 의한것이라 생각할수 있을것이다.

다음에 생활상태의 일부로서 의복과 가옥의 문제를 생각하지 않으면 안된다.

먼저도 얘기한것처럼 기온의 저하만으로는 아픔이 안되지만 환지를 한냉에 내어놓는것은 아픔을 악화시킨다. 이것을 막기위해 의복은 含氣性과 隔射熱 흡수성이 높고, 含濕性과 熱傳導는 적은것, 즉 保溫力이 높은것이 이상적이다. 또 보온의 방법으로서 외출시에는 동통이 강한 부분에 懷爐를 대고, 일상시에는 電氣이불 전기모포등으로 환지를 싸면 아픔의 緩解에 도움이 될것이다.

가옥은 외계의 한냉·풍우등을 막기 위한것뿐아니고, 건축물의 재질도 관계가 있다. 건축물의 표면온도가 실온(室溫)보다 낮을때는 몸의 隔射熱을 흡수하니까 콩크리―트·석재·금속등의 含氣性이 적은 熱傳導가 높은것은 동통을 증가시키는 원인이 되기쉽다. 따라서 칠근콩크리트의 건축물은 신경통에는 좋지않은 영향을 주는것이다.

또 최근에는 실내의 냉방장치가 증가됐는데, 이것도 동통증가의 인자로 작용한다. 그이유는 불명이나 한정된 작은방의 냉방은 천장과 바닥의 온도차가 뚜렷해 지는 한냉속에 있는결과이고, 이것에 대응하는 몸의 온도 조절이 불충분하기 때문인지 좌골신경통은 아픔을 증가하는 경우가 많다.

다음에 생활상태의 일부로서 중요한것에 목욕이 있다.

이 증세는 대략의 경우 목욕중에는 한때 동통이 경감하는데, 목욕을 한 직후 또는 다음날 동통이 증가하는 수가 많다. 아마도 혈관반사에 의해 목욕후는 혈관의 수축을 일으키기 때문이 아닐까 생각한다. 특히 신경통의 아픔이 심한것, 또는 발병초기의것은 목욕을 금하고, 경과가 진것이라도 고온목욕은 중지할것이다.

좌골신경통으로 목욕을 할때에는 미온장시간욕(40도 C 이하로 20분 이상)으로하고, 목욕후에도 특히 보온에 주의하고, 빨리 자리에 눕는것 이 좋다.

가정목욕은 일반적으로 본증에 악영향을 준다고 생각되지만, 온천요 법까지도 같이 생각할수는 없다. 大島良雄교수는 40도 C 이하의 미지근 한 탕에 30분이상 목욕을하면 진정효과가 있고 특히 약식염천(弱食鹽 泉)은 염분이 피부에 부착하여 땀의 증발을 막고 보온효과가 좋다고 하 고, 그밖에는 알카리성 단순천·유황천·방사능천등을 추장(推獎)하고 있다.

음 식 물

좌골신경통에 대한 음식물의 작용은 일반적으로는 뚜렷하지 않을때 가 많다.

지방은 열의 불량도체이기 때문에 피하에 저축되면 보온을 크게하는 작용은 있으나, 신경통을 발증하고부터 다량을 취해도 아무런 효과도 못봤다. 체중을 늘이는것은 반대로 요근·하지근의 부담을 크게하여 좌 골신경통에 불리할수가 있다. 다음에 당뇨병에 의한 신경통은 영양소 배분을 고려하지 않으면 안된다. 당뇨병은 각각의 증상에 의해 각 에 게 적응된 분량을 필요로 하지만, 北大(北海道大學)의 中村隆교수는 담 백질 15~25%, 지방 8~16%, 당질 54~64%를 권하고 있다.

비타민 B1 의 부족은 신경염과 밀접한 관계를 갖고있기 때문에 B1 이 풍부한 식품을 섭취하도록 노력해야한다.

그러나 이런것은 비타민 B1 의 대량요법이 신경통에 유효하다는것을 의미하는것은 아니다.

東大(東京大學) 물료내과(物療內科)에서는 좌골신경통을 고단위비타민의 사용군(32예)과 비사용군(43예)으로 나누어서 임상실험을 시험했더니 양군의 사이에는 전연 볼만한 차가 존재치 않았다($X^2=0.01$)라고 보고하고 있다.

또 좌골신경통은 변비에 의해 증상을 악화시킬때가 종종있다. 변통을 고르게 하는것은 이러한 환자에게 중요하기 때문에 섬유가 풍부한 식품을 취하도록 지시할 필요가 있다.

다음은 기호품인데 신경통과 관계있는것은 알콜이다. 신대(信大)의 赤羽治郎교수등에 의하면 알콜에는 메칠알콜의 중추마비작용과 알콜의 중간대사물인 아세토아르데히트의 중추자극작용이 공존한다는것이 발표되 있다.

좌골신경통환자가 알콜을 섭취하여 취해있을때는 마비작용에 의해 혈관확장을 일으켜 동통도 경감하지만, 취한것이 껠때가되면 아세트아르데히트의 자극작용때문인지 혹은 혈관반사에 의한 수축때문인지 동통은 한층 강해지는수가 많다.

따라서 좌골신경통에는 알콜의 섭취는 금할것이다. 그밖의 기호품으로서 신미류와 끽연은 그다지 뚜렷한 영향은 없다하지만, 소량으로 삼가는것이 좋겠다.

정   신

모든 동통은 대뇌에 있어서 감수하는 것이니까 아품을 증가할 정신적 감정은 고통을 증가한다. 따라서 질병에 대한 안심감을 주도록 설득하여 정신적 평형을 유지히기위한 지도는 치료의 일부로서 중요한것이다.

또 주위의 대인관계도 동통에는 영향을주니까 정신자극이 되는 환경은 극력 피하도록 마음 쓸 필요가 있다.

3. 타 질환에의 응용

좌골신경통의 치료를 연구해온 유효점과 수기는 제 3 장 및 제 4 장에

든 여러 원인에 의한 좌골신경통양 증상에 대해 유용한것이라는것을 실험적으로 연구해왔다. 그러나 이것들의 치료점과 수기는 그밖의 질환에 응용해도 임상적으로 유효하다고 생각될때가 종종있다.

물론, 지금까지와 같이 임상시험을 통하여, 유용성을 실증한것이 아니고, 일상의 임상에 있어서 가치가 있는것을 경험한것에 지나지 않으나, 금후의 연구를 진행하기위한 경험가설로서 주요한것을 간단히 들어 참고로 하고싶다.

신경계 질환

(A) 요   통

원질환에서 보아, 요통과 좌골신경통은 거의 공통이며, 또 허리의 아픔은 좌골신경통증상의 일부로서도 보이는데, 요통만은 단독으로 일으키는 경우도 때때로 만나게 된다. 하지에 아픔이 없고, 요부에만 아픔이 있을때에는 치료를 다른 임장에서 보지않으면 안된다. 그러나 좌골신경통의 유효점중 신유·대장유·외승근은 대부분의 경우에 사용해서 유효하다.

또한 요통은 3형으로 나누어서 다음의 치료점을 보태면 효과가 있다.

제 1 형은 **腎兪 또는** 志室을 중심으로하여 동통이 있는것(압통현저)으로한다.

이것은 **상기의 경혈**에 **氣海兪**·志室·志室의下 30mm 을 가한다. 또 제2,3 요추의 높이에 있어서 夾脊穴을 써서 20~30mm 자입하면 뚜렷한 효과를 본다.

이 제 1 형의 치료는 대퇴신경통에 응하여도 유효하다. 이것은 **內大腸**(大腸兪의內側 15mm)·上髎(제 4·5 요추간의 바깥쪽)·十八椎(제 5 요추와 선골간)·外大腸(大腸兪의 外方 30mm)을 먼저의 경혈에 가한다. 제 3 형은 요추전체에 아픔이 있는것으로 한다. 이것은 1 형과 2 형의 **치료** 중 가운데, 압통·긴장이 있는것을 골라서 쓰면 좋다.

  (B) 片癱痺

腦卒中(腦出血·腦塞栓·腦血栓)의 후유증인 편마비는 하지뿐아니라

上肢·顔面등에도 운동마비를 일으키나, 하지의 치료는 좌골신경통의
유효점을 그대로 그냥 이용하여 효과를 올릴수있다.

또 風市를 가하면 한측 효과적이다.

수기는 좌골신경통과 같이 20분간의 치침을 행해도 좋으나 單刺매는
前記의 중자격 보다 약간 강하게해도 좋다.

또 상지의 마비에 대해 患側의 曲池膈俞의 침구가 필요케 되고 風池·
肩井의 침구를 병용하면 더욱 효과가 기대될것이다.

(C) 좌골신경마비

요추 및 요수의 외상·고관절탈구(股關節脫臼)·당뇨병등이 원인이
되는 좌골신경마비는 本幹이 침법당하며는 대퇴의 외전운동·하퇴의 굴
곡·족지의 운동이 장해된다. 이와같은 광범위한 마비는 실제에는 적지
만, 腓骨신경마비로서 痲痺性尖足·鷄步行을 나타내며, 매로 脛骨神經
痲痺로서 足의 足底屈曲·內轉이 불능하게 될때도 있다.

좌골신경의 本幹의 痲痺에는 腎俞·大腸俞·殷門·三里·外丘가 좋고
또 下巨虛를 가하여 침구병용으로 치료하는게 좋다. 치침을 행하지 않
더라도 좀 강한자격을 주면 효과가 있다.

(D) 腓腹筋 痙攣

下肢筋의 과로 下痢·發汗·당뇨병등의 水分缺乏·脚氣·靜脈瘤·血
栓·姙娠등에 의한 下腿鬱血등은 腓腹筋에 격통을 수반하는 强直攣縮을
일으키는게 있다.

이것에는 좌골신경통의 유효점중 腎俞·大腸俞·上胞肓·殷門·外承
筋을 쓰고, 또 委中·承山에 20분간의 치침을 행하며 腎俞·殷門·外
承筋에 米粒大의 구 5 壯을 행하면 효과가 있다. 痙攣이 낫은 다음에도
腓腹筋에 아픔을 남길때에는 압통부에 5mm 전후의 자침을 행하고 또
피부침을 腓腹筋部 전체에 해두면 좋다.

(E) 바―킨―슨병(振顫痲痺)

노년이후에 많이 발증하며, 6~8싸이클의 振顫가 있어 사지의 관절

은 다소 曲位를 잡고, 상체를 앞으로 굽힌 특이한 자세를 잡는 바―킨―슨병도 또 뇌염후에 오는 표정운동 안구운동의 탈락현저(脫落著明)가 되는 바―킨―소니즘도 좌골신경통의 치료가 유효하게 되는 경우가 많다. 그외 風池·肩井·肝俞·曲池에 침구를 가할 필요가있다. 이런 종류의 痙攣性질환은 折針의 우려가 있으니까 치침은 안쓰는게 좋다. 침구치료를 행해도 治癒는 희망없으나 다소의 개선 또는 진행방해의 목적으로 실시한다.

(F) 筋萎縮性側索硬化

症運動性腦皮質의 神經核이 萎縮에 빠져 이여서 여기에서 나오는 神經線維가 變性하여 鉢體路의 모든 경로에 병변이 보이는 것으로 근위축의 정도에 비교해서 마비가 무겁고 특히 痙性마비인것이 특징이다.

이 치료는 바―킨―슨병에 준하면 좋으나 자격의 정도는 약간 강한게 좋겠다. 이 증세도 치유는 바랄수 없다.

(G) 신경성진행성근위축증

유전성질환으로 소아기 또는 사춘기에 발하며, 남자에 많다. 증상은 足의 母指伸筋의 不全痲痺가 서서히 시작하여 腓骨神經이 침범당해서 鷄步行이 되고, 또 하지전체에 미쳐 결국에는 상지근에도 위축이 퍼지는것이다. 이 질환도 좌골신경통의 치료가 그냥그대로 이용되는것이다. 생명의 예후는 나쁘지 않으므로 조금이라도 진행을 중지시키는 의미에서 침구를 합하여 행하는것은 좋을것이다.

(H) 소아마비

뇌성과 척수성의 별이있다. 腦性에는 痙性型·아데도―제型·强剛型·運動失調型振顫型·筋緊張低下型등이 있다. 그가운데 많은것은 筋緊張亢進에 의해 양다리를 교차하여 상지를 등으로 돌리고 腱反射가 亢進하는 痙性型과 顔面·手足이 不隨運動을 행하는 아데도―제型과 이다.

척수형은 척수내의 제 2 신경세포가 바이러스에 의해 침범되여 弛緩性痲痺와 筋萎縮을 사지 또는 그 일부에 일으키는 것이다 ·

이것들의 치료는 학동기(學童期)이후의것은 좌골신경통의 유효점과
유효수기를 그대로 적용하고, 거기다 風池·肩井·身柱·肺兪·肝兪·
曲池·孔最에 침구를 행하면 좋다. 그 이하의 소아에게는 좌골신경통의
유효점가운데, 腎兪·三里를 쓰고, 거기다 身柱·肺兪·肝兪·曲池에
5mm 전후 單刺를 행한다. 치료간격은 1주일에 2·3회정도로 장기간(2〜
5년) 근기있게 계속할 필요가 있다.

運動器系·血管系·代謝性疾患

(A) 股關節炎

류마치性·결핵성·장액성·화농성·입독성등이 있고, 노화현상으로
서는 변형성고 관절증이 있다. 보통 가벼울때는 고관절의 운동방향에
의해 일정한 부위에 동통이 있고 진행에 따라 보행시 특히 계단의 오르
내림, 얼마안되는 높이에서 뛰여내렸을때 아픔이 있다·

고관절부의 질환에 대해서는 좌골신경통의 요전부의 치료점이 모두
이용된다.

그외의것은 후면에서 秩邊·전면에서 衝門이 중요한 치료점이 된다.
치료는 침구병용으로 행하나 치침을 가하지 않아도 효과가 있다. 1년
이상의 장기간을 지난것에는 치침이 좋은것도 있다.

(B) 先天性股關節脫臼

진단 및 치료의 진보에 따라, 근년에는 성인이 될때까지 방치하는것
은 적어졌으나, 先天股脫인채 성인이되면 하지의 단축으로 인해 절름바
리가 되고, 고관절부에 변형을 가져와 동통을 일으키고, 혹은 좌골신경
통양의 아픔까지 일으키는 일이 있다.

이 경우에는 좌골신경통의 유효점이 모두 치료점이 되며 거기에 秩
邊·衝門·風市가 중요한 치료점이 된다. 수기는 좌골신경통의 치료에
순하여 행하면 동통완해에 도움된다.

(C) 扁平足

개인의 특이성, 허약한 체질등이 있는데다가 기립·보행·중량운반등
이 가해져서 靜力學的관개로 생할때가 많다. 장시간의 기립·보행다음

에 足關節이 운동불가능이 되고 脛骨筋·腓腹筋까지 아프며 때로는 무릎, 고관절까지 동통이 미쳐 좌골신경통양이 될수도 있다.

치료는 좌골신경통의 방법이외에 築賓·風市·解谿을 가한다. 구는 하퇴 이하에 하면 좋다. 더욱 족관절의 주위·족배부에 三稜針으로 피부침을 가하면 한층 효과적이다.

(D) 間歇性跛行症

下肢의 동맥경화에 의해 血管內腔이 좁아져서 근육의 활동때 유혈량이 부족한것으로서 보행중 腓腹筋에 격통을 느끼며 잠시 보행을 쉬면 아픔이 가시고 다시 보행하면 다시 동통을 일으키는 것이다. 특히 後脛骨動脈·足背動脈의 拍動이 감약 내지는 소실하는게 특징이다.

이 증세도 좌골신경통의 치료가 그냥적용되는 대표적 질환이다. 기질형 치료를 행하고 거기에 太谿·風市를 가하면 보행은 차차 장시간 할수있게된다.

(E) 脚 氣

비타민 B1 결핍증은 이미 좌골신경통의 원인질환으로서 말했으나 VB1을 대량취해도 부종, 권태감이 개선 안되는 VB1불응증이 있다. 또 잠재 각기로 체력이 없고 피로하기쉬운때도 있다.

이러한 증례에는 좌골신경통 치료점외에 肝俞·脾俞·中脘·風市·三陰交를 가하여 치료하면 의외로 좋은 효과를 거둘수 있다.

(F) 痛 風

이것은 尿酸이 축적하는것으로 일본인에게는 적은것이었는데, 근년에는 식생활을 바꾼때문인지 통풍이 많아졌다.

증상발현이 가장많은곳은 第1中足指關節部로서 該部는 腫脹하여 발열하고 아픔이 나타난다. 下腿에서 大腿에 걸쳐 좌골신경통양으로 아픈것이 있고, 또 그외의 관절에도 발증하는수가 있다.

하지에 일어난 통풍은 전부를 제외한 좌골신경통의 치료가 주효한다. 또한 腫脹部에는 三稜針에 의한 피부침을 施하고 發赤 주변에 2~개소 半米粒大의 구를 3壯씩 행하면 아픔이 빨리 緩解된다.

제 11 장   진통기서 (鎭痛機序)

　좌골신경통은 수 10 종류에 이르는 원질환에 부수된 증후군으로 발증하는 경우가 많다.　이 원질환 가운데는 가역적(可逆的)인 질병도 포함되어 있으나, 뼈의 형태적병변으로서 불가역적인 질환도 다수 들수있다.

　이와같이 신경통을 일으키는 원인이 간단히는 제거안되는것이 있음에도 불구하고, 동통 그 자체는 날에따라 시에따라 그 정도를 달리한다. 또 침구자료에 의해서도 앞서의 연구와같이 증상의 완해가 나타나는것이다.　또 Schmorl (1927~8 년)은 5000 體의 剖檢에서 3 분의 1 이상이 추간연골의 병변을 보았다고 보고하고 있으나,　그들이 생전에 모두 신경통을 호소했다고는 생각안된다.

　만약 좌골신경통의 발증인자를 신경근부에 있어서의 기계적 압박만으로 구할려고 하려는 먼저말한 동통의 완해를 설명하는것은 곤란하다. 1 차적 인자로서는 신경근부의 압력이 영향하고 있다고 하드라도 대략의 좌골신경통은 2 차적인 기능장해에 의해 증상이 유발되어 여기에 침구치료를 베풀면 2 차적인 기능장해에 간섭을 주어 진통하는것은 아닐까하고 생각하게 됐다.

　그래서 침구에 의한 진통작용의 메카니즘의 일면을 추구하기 위하여 피부온, 근육온, 혈액동태, 근긴장등에 미치는 작용을 확인하는 실험에 착수했다.

1. 실 험 성 적

피부온에 끼치는 영향

　좌골신경통에 침구치료를 행했을 경우, 피부온에 어떤 영향을 줄것인가에 대해 다음의 실험을 행했다.　즉 피부온은 실온에 의해 영향을 받

172

기 섭기때문에 21～25 도 C 이내의 실온에서 동일피검자에 있어서는 실험시간중에는 일정하게 유지토록 했다.

또 피검자는 환부를 노출하고 시험개시 30분전부터 안정히 와상시켜 치료는 좌골신경통의 유효점에 대해 침치료는 21 호(약 3 번)로 요전부는 20～35mm, 하지는 10mm 전후 단자하고, 구치료는 미립대의 쑥을 각 5 장 행하는 방법을 썼다.

피부온의 측정은 電位差計式熱電溫度計(飯尾電機製)를 사용하고, 동통을 강하게 호소하는 부위의 피부에 熱電計를 반창고로 고정하고 행했다. 그매, 자침또는 시구에 의한 직접적 작용을 피하기 위해 치료점에서 30mm 이상 떠러진 부위에서 온도측정을 하도록 힘썼다.

이상방법으로 좌골신경통환자 6명에 대해 동통부위 13개소를 각각

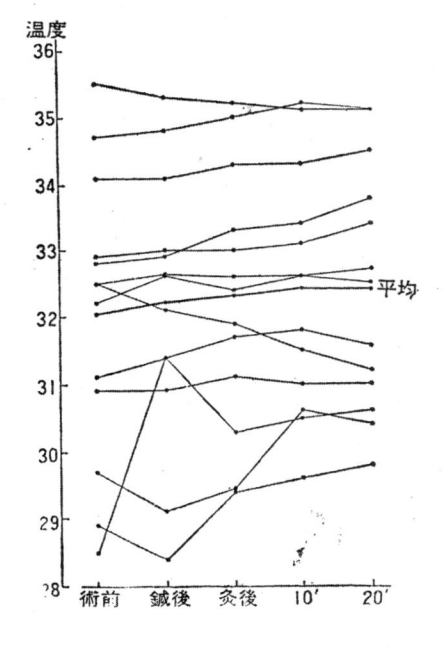

52 皮膚溫 及 影響

시술전 침직후·구직후·시술후 10 분～20 분에 대해 측정했다. 도 52 에서 그 성적을 보면 평균가에 있어서는 시술전에 비해 침직후·구직후·시술후 10 분으로 차차 상승했고, 시술후 20 분에서는 상승각도는 감소했으나, 더욱 상승의 경향을 유지하고 있고, 전체로 0.4도C의 상승을 보았다. 이것을 개개의 부위에 대해 온도를 보면 13 부위 중, 2 부위는 하강하였으나 그밖의 많은 부위는 상승하고 있다. 이들 증예에 대해 통계적으로 검정을 행하면 그 차는 유의이며, 침구치료후는 동통부의 피부온이 상승한다고 결

론된다.

다음에 상기와 같은 실험방법에 의해 한쪽의 좌골신경통을 대상으로 하여 환측과 건측에서는 피부온에 어떠한 변화가 있는가를 시험했다. 환자 5명에 대하여 환측의 동통이 강한 부위 8개소를 골라 이것과 대칭점인 건측의 8개소를 동시에 온도측정을 행했다. 침구치료는 물론 환측만을 한다. 그 결과는 도53과같이 평균가에 있어서 시술전에는 건측보다 환측이 약 1도C 저온이였다. 여기에 침구를 베풀어 20분 경과 했을때는 평균가에 있어서 건측은 거의 영향이 미치지 않은데 대해 환측에는 약 1도C 상승하여 거의 건측과 가까워진 현상을 보였다.

이 시술전과 시술후 20분의 온도변화에 대해서 환측과 건측의 관계를 해석하면 유의의 차가 인정되며, 시술측의 피부온은 상승한다는 것이 증명되었다.

이상 두개의 피부온에 대한 실험은 환자가 좌골신경통의 환지에 냉감을 호소하는 소견과 치료후에 환지가 따뜻해진것을 호소하는 소견과가객관적으로 입증된 것이다.

근육온에 끼치는 영향

좌골신경통의 환지에 침구치료를 행하면 피부온이 상승하는것을 실증했는데 좌골신경통은 피부표면의 아픔이 아니라 근육내의 심부통에 속하는 것이다.

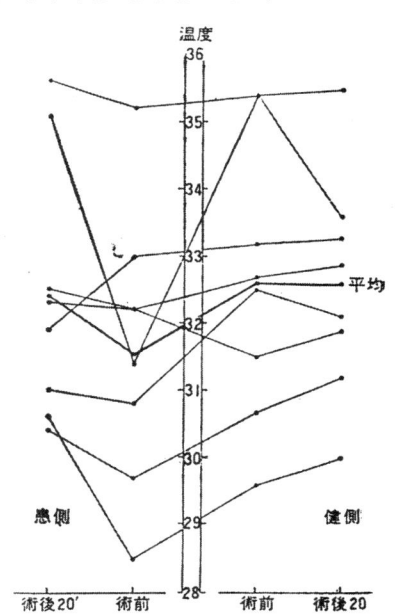

圖 53 患側과 腱側의 皮膚温 比較

그래서 근육내의 온도에 대해 침구치료가 어떤 영향을 끼치는가에 대한 실험으로 옮겼다.

피검자에 대한 조건으로서 실험전의 안정, 치료의 방법, 심온의 조정
온도의 측정방법등은 앞의 피부온측정과 같았으나, 열전대는 주사침내
에 매장된것을 강통부의 근육내에 자입하여 고정하고 30분간 그대로
이근육온의 측정은 5명의 좌골신경통 환자를 대상으로 1명 1·2개소
(계 8부위)에 대해 각각 시술전 침직후·구직후·시술후 10분, 시술후
20분 5회를 행했다. 그 성적은 도 54 와같이 어떤 측정부위나 침구치
료후에는 일률적으로 온도상승이 관찰되고, 평균가에 있어서 시술전 30
80°C 였던것이 침후·구후 차차 상승하여 시술후 10분에서 31.2°C 로

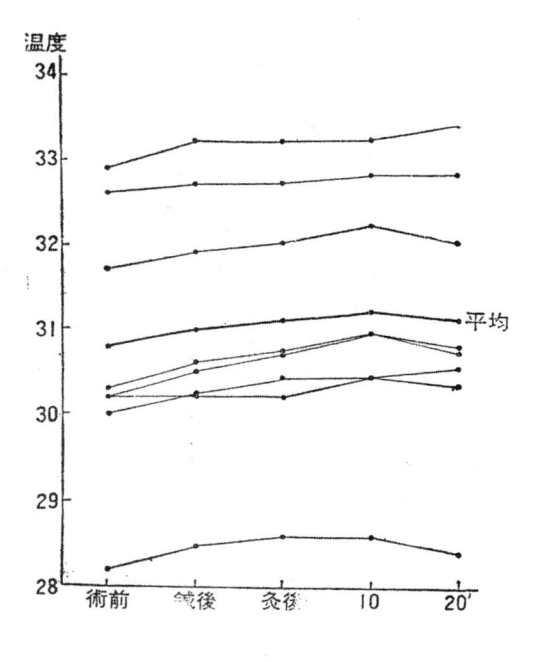

圖 54 筋肉溫 及 影響

최고를 나타내어 시술전에 비해 0.4°C 고온이 됐다. 시술후 20분에서
는 약간 내려서 31.1°C로 됐으나, 술전보다는 온도가 높다. 이와같이
측정부위 8개소가 모조리 온도상승이 관찰된 사실로 보아 침구치료는

환부의 근육온을 상승시키는 것이라 할수있다.

또한 이 근육온의 측정과 동시에 거진 동부위의 피부온의 측정을 행했으나 근육온과 피부온은 평행적으로 상승하는 것을 볼수있었다. 더욱 흥미있는것은 측정한 8부위중, 6부위는 피부온이 높고 2부위는 간신히 근육온이 높았으나 평균가로는 외표에 있는 피부온이 내부의 근육온보다 1.1℃의 고온을 나타내고 있었던 일이다.

容究脈波에 끼치는 영향

위에말한 실험에 의해 침구치료는 피부온 근육온을 상승시키는 힘을 갖고있다는게 밝혀졌으나 이 사실에서 침구치료는 혈액동태에 관여 하는것은 아닐까 생각된다. 그래서 침구치료가 용적맥파에 어떤 영향을 끼치는가 하는 실험을 기획했다.

용적맥파는 光電容積脈波計(玉川鐵雄 製作)에 의해 측정하는데, 光導管에는 透光型과 反射型의 2종을 쓴다. 투광형은 도 55A와 같이 중沿에 손가락끝을 끼우고, 한쪽에서 적색전구(전원 2.5V)의 광선을 보내 손가락속의 혈액(적혈구)의 흐름에 응한 관선량을 투과시켜 이것을 손가락의 반대측의 유화(硫化)가 도뮴(CdS)에 대여 그 전기저항의 변화를 잡아낸다.

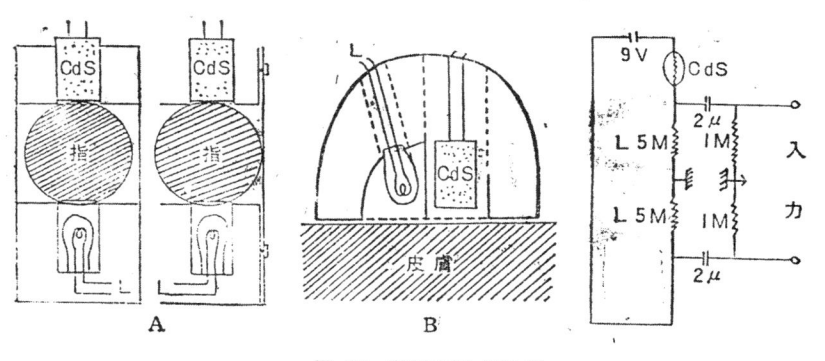

圖 55 光電容積 脈波計

반사형은 도 55B 와같이 피부상에 고정하고, 한쪽에서 적색전구(전원 2.5V)의 빛을 체표천층(體表淺層)에 투과시켜 조직내의 혈액(적혈구)에 의해 반사한 광선을 다른쪽의 CdS 에 대여 투광형과 같이 그 전기 저항의 변화를 잡아내는 것이다. 투광형도 반사형도 원리적으로는 전연 같은것이다. 반사형은 투광형을 사용할수없는 하지의 비교적 두꺼운 장소에 사용하는 것이다. 그 이유는 하지의 두꺼운 부분에 빛을 대고 반대측에 투과시키려면 강한 광원을 필요로 한다. 만약 강한 광원을 사용하며는 그 광원의 열로 인해 혈행의 변화를 이르킬 가능이 있기때문에 약한 광원에 의한 반사광을 쓰는 방법을 취하는 것이다. 이와같이 해서 잡아낸 전기저항의 변화를 人力으로 하여 交流一段直結三段, 時定數 4·5 초의 增幅器에 넣어 펜書 옷시로그라프(日本光電 製)를 써서 기록한다. 容積脈波측정의 실험은 실온 22~24°C에 있어서(동일피검자는 일정하게한다)피검자는 30 분이상 安靜臥床시킨다음에 피부온의 실험때와 같은 침구치료를 행하여 그 치료의 전후에 용적맥파를 측정하기로 했다. 또 반사형광도관의 측정부위는 치료점에서 30mm 이상 떨어진 자발통이 있는 부위로하고 투광형광도관은 환지의 발가락끝에 고정한다.

(A) 동통부의 맥파

동통환부의 용적맥파에 대해 침구치료는 어떠한 영향을 끼치는가에 대해 반사형의 광도관을 써서 실험했다. 피검자는 추간판헤르니야에 의한 右좌골신경통(기질형)으로, 42 세의 여성이였다. 측정부위는 동통을 호소하는 殿部·대퇴후부·하퇴후부 및 踵部의 4 개소와 그 건측의 대칭점에 대해 치료전·침직후·구직후의 맥파를 측정했다. 그 결과는 환측에서는 침직후에 진폭의 증가가 조금 보였고, (殿部·대퇴후부), 구직후에는 4 부위 모두에 진폭의 증가가 현저히 나타났다. 건측에 대해 보면 殿部에서는 구직후에는 진폭의 증가를 나타냈으나, 그외 부위에서는 거의 치료전과 같은 진폭이였다.

이 영향을 봤을때 침구의 시술측은 명백히 맥파가 증대하고있고, 또 그 영향은 시술측에 同側的인것을 알았다.

다만 건측의 전부에 있어서는 진폭증가의 영향을 다소 받았으나, 이 것은 요부의 건측에도 동시에 치료를 행했으므로 그 영향이 아닌가 추측된다.

또 용적맥파의 측정과 동부위(同部位)의 피부온에 대하여 측정했던바 맥파의 진폭증가와 거진 평행적으로 피부온의 상승이 보였다.

따라서 지금까지 실험한 피부온 근육온의 상승은 이 용적맥파의 실험에서 본바와 같이 맥파의 진폭증대에 의한 결과 일것으로 추측된다. 이 맥파의 증대는 혈관확장에 의한 혈량의 증가라고 한다면 진통기서의 한 측면을 해명하기 위해 필요한것으로 생각한다.

(B) 足指端의 脈波

足指先端의 순환혈량이 변화하면, 하지의 혈액동태가 추측 될것이다. 그래서 침구치료에 의해 足指의 용적맥파에 어떤 영향을 끼칠것인가에 대해 실험을 개시했다. 처음 指端의 용적맥. 를 추정하는 실험을 여러 가지 중복했으나 생각하던 결과를 믿을수가 없어서 실패를 되풀이 했다. 그것은 仰臥位로 하지를 뻗친 체로의 자세로 하여 치료전후의 영향을 측정했기 때문에 검출능력이 낮았던것과, 또 하나는 광도관의 고정중에 압박에 인한 빈혈이 일어나, 그것때문에 영향을 측정할수 없었던 것이다. 여러번의 연구와 검토결과, 膝관절을 뻗친체로 股관절을 굽혀 하지를 들어올린 체위, 즉 라세—그형상의 검사와 비슷한 운동을 행하고, 좌골신경을 고의(故意)로 뻗쳐서 고통을 주는 운동부하(運動負荷)를 가하여 그때의 용적맥파를 측정하면 영향을 관찰할수 있지않을까 생각했다. 그래서 仰臥位로 하지를 뻗친 위치에서 투광형의 광도관을 써서 足指端의 용적맥파를 기록하고, 다음에 양하지를 거상(舉上)하고, 동통을 호소하는 위치(運動負荷)에서 같은 꼴의 용적맥파를 기록하니까, 운동부과에 의해 진폭이 매우 적어지는것을 알수있었고, 또 광도관을 장시간 고정할 필요가 없음을 알았다.

이와같이 치료전에 하지의 신전(伸展)시와 거상(擧上)시에 있어서의 용적맥파의 진폭을 계속하여 그 신전시를 1로한 거상시의 비를 산출하여 본 측정의 "굴신비(屈伸比)"라 부르기로 했다(이와 같음).

다음에 좌골신경통의 유효점에 피부온의 연구와 같은 침구를 행한 다음에 다시 전회와 같은 용적맥파의 굴신비를 계측하여 치료전과 치료후에서는 이 굴신비에 어떤 영향이 있는가를 시험하기로 했다. 이런 경우 하지의 지상각도는 동일환자에 있어서는 언제나 일정하게 하는것은 다시 말할 필요가 없다.

우선 실험조건의 안정성에 관한 연구로서 좌골신경통환자를 30분간 안전와상을 시킨다음에 용적맥파를 기록한것을 전측정(前側定)으로하고 다음에 20분간 안전와상을 시킨 다음에 용적맥파를 기록하여 이것을 후측정(後測定)으로 하였다. 그 전과 후의 측정에 있어서의 맥파의 올라감(mm)에 변화가 있나없나를 조사해 봤다. 그 결과는 표58에 표시했듯 용적맥파의 굴신비는 후측정에 있어서 증가한 것이 1회, 전과 후 측정이 동일한게 1회, 후측정의 감소가 4회있었다.

表 58 指端容積脈의 豫備實驗

患 者	前 測 定			後 測 定		
	伸展	屈曲	比率	伸展	屈曲	比率
K I	23.4	13.3	0.56	12.3	7.8	0.63
T M	17.6	6.9	0.39	12.5	4.9	0.39
T K	8.4	13.1	1.39	11.6	13.8	1.19
S Y	7.4	5.0	0.68	9.8	3.4	0.35
M N	27.0	10.1	0.37	19.3	6.0	0.31
K K	9.5	5.1	0.54	13.2	5.7	0.43

이 측정가를 해석하면 전측정과 후측정의 사이에는 유의차가 보이지 않고, 안정하게 누워있는 것만으로 는용적맥파의 굴신비에 의미있는 영향을 일으키지 않음이 판명됐다. 또 다른 1명의 좌골신경통환자를 30분간 안정와상 시킨다음, 60분간에 걸쳐 20분마다 용적맥파의 굴신비

를 계측했으나, 누워있는것 만으로는 맥파에 끼친 영향이 없음을 알았
다.

이상의 연구결과로 봐서 이 실험조건에는 안정성이 있음이 실증됐다.

다음에 침구치료의 영향을 확인하는 연구로서 치료직전에 대해 치료
직후와 20분후 에는 용적맥파에 어떤 작용을 일으키나에 대해 실험했다.

우선 그 1예에 대하여 Plethy smogram 을 보자. 40세의 남자로서 右
좌골신경통의 기질형에 대하여 시험한것이다.

광도관은 환지의 제 3 指光端에 고정하여 기록하고, 그 맥파의 올라감
(立上)을 측정했다. 그 치료직전은 하지신전시의 立上은 23.4mm 였으
나, 하지거상시는 13.3mm 으로 되여 그 신전비는 0.56 이다. 다음에 침
구치료를 행하고, 먼저와 같은 방법으로 치료직후에 있어서의 용적맥파
의 굴신비를 구했던바, 0.85 였으며, 치료후 20분에는 굴신비 0.83 이
였다. 이 치료전후의 굴신비를 비교하면 치료후는 맥파의 立上이 약 50
% 증대하는것을 알수있다.

이와같은꼴의 실험방법에 의해 6증예의 영향을 연구한것이 표 59 이
다. 각자에 대하여 굴신비를 보면, 치료직전에 대해 치료직후는 전예증
가했고, 치료후 20분에서는 4예가 증가를 지속하고 있으며, 그예가 감소
했다. 그 6예 의 굴신비에 대해 평균을 구하면 치료전은 0.655 이였던것
이 치료직후는 1.048 로되여 60%의 진폭증가이며, 치료후 20분에서는

表 59 治療前後에 의한 容積脈波의 振幅

患 者	治療直前			治療直後			治療後 20 分		
	伸展	屈曲	屈伸比	伸展	屈曲	屈伸比	伸展	屈曲	屈伸比
K I 우40歲	23.4	13.3	0.56	15.8	13.4	0.85	18.0	14.9	0.83
T M송59歲	17.6	6.9	0.39	13.1	9.9	0.76	3.2	3.3	1.03
T K우66歲	9.4	13.1	1.39	7.8	13.4	1.72	8.4	8.4	1.00
S Y우63歲	7.4	5.0	0.68	5.5	5.9	1.07	6.8	3.1	0.46
M N우58歲	27.0	10.1	0.37	24.8	22.5	0.91	12.7	8.3	0.65
K K우22歲	9.5	5.1	0.54	5.7	5.6	0.98	7.9	9.6	1.22

0.865 여서 치료전에 비해 28%의 진폭증가가 지속하고 있다. 이 관계 를 조사하니까 치료전에 대해 치료직후는 현저한 진폭증가가 증명되며 (고도로 유의) 치료후 20분도 치료전에 대해 명백한 차(유의)가 있음 이 인정되었다.

이상과같이 좌골신경통에 운동부하를 주어서 침구치료의 영향을 테스 트하면 환지指端의 용적맥파는 진폭을 증가함과 동시에 먼저의 실험에 서도 볼수있듯이 동통환부에 있어서도 진폭의 증가를 볼수있는것이다. 이와같은 맥파의 증대는 동통환부의 피부온 및 근육온의 상승을 합해 볼때 혈액순환을 촉진시키고 있음이 생각된다. 동통부의 혈액동태의 개 선은 병체생리학적으로 좋은 현상이며, 따라서 본증의 진통기서와 밀접 한 관계가 있는것으로 추측된다.

또 침구치료에 의한 용적맥파의 반응바탄과 치료효과와의 관계를 指 端의 용적맥파를 실험한 6명의 환자에 대해 조사해 보자. 치료성적의 판정은 지금까지 채용해온 우·량·불변·불량의 4단계로 나누면, 우 가 2예, 량이 4예였다. 우의 증예는 치료전과 치료직후의 굴신비가 약 2배(95~146%)까지도 증가해있음에 비해, 량의 증예에는 약 3활(10~5 7%)의 증가였다. 이것은 예수가 적기때문에 명확한 결론은 이제부터의 실험에 기대하지 않으면 않되나, 굴신비와 치료성적과의 관계는 금후에 남은 흥미있는 과제라고 하겠다.

근긴장에 끼치는 영향

신경경로에 있어서의 근육의 과긴장은 신경통을 이르키는 기계적압박 의 원인으로서, 보통 생각되여왔다. 좌골신경에 있어서도 梨狀筋의 과 긴장은 동통의 원인으로 보여지며, 또 요근 혹은 요부인대의 과긴장도 요추의 과중부담이 되여 좌골신경통증상을 악화시킨다고 생각된다.

이 과긴장이 침구치료에 의해 제거될수있다면, 진통기서의 일면으로 서 중요한 의의를 갖일것이다. 그래서 근긴장과 좌골신경통과의 관계를 연구할려고 생각했으나, 적당한 방법이 발견되지 않았기 때문에 斜角筋

過긴장에 의해 상지의 힐행이 장해되여있는 환자를 대상으로 실험을 계획했다.

이 환자는 53세의 여성으로 頸髓腫瘍때문에 斜角筋의 痙直을 이르켜 목의 운동방향에 따라 鎖骨下動脈이 斜角筋의 압박을 받아, 상지의 맥박이 정지하는 것을 나타내고 있었다. 이 증예는 아니레기싱복용 또는 로바기싱근주(筋注) 5cc에 의해 筋痙直이 완해하여 맥박의 정지가 이러나지않게 되고, 혹은 浴溫 37°C에 20분간 속용해도 맥박의 정지가 개선됐다. 만약 침구치료에 의해 筋痙直을 완화하는 작용이 있다며는 목의 운동을 해도 맥박의 정지가 이러나지 않을것이다.

그래서 침구치료의 영향을 실험하기 유해 맥파의 정지를 이르키는 左側中指先端의 용적맥파에 대해 먼저의 실험과같은 방법으로 투광형의 광도관을 써서 측정하였던바, 침구의 치료전에는 목을 前屈하는것으로서는 맥파에 별로 변화를 이르키지 않치만, 목을 後屈(伸展)하고 斜角筋을 긴장시키면 맥박이 정지하는것이 보였다. 다음에 목을 정상(正常)의 유치에 돌리면 힐행이 개시되여 목을 右屈·左屈시켰으나, 맥파는 정지하지 않았다. 다음엔 목을 우회전하니까 맥은 정지하고, 또다시 목을 우로 향한체로 後屈시키니까 맥박은 정지한체로이고, 목을 정상으로 돌려도 맥의 정지는 잠시동안 남아있었다. 다음에 목을 좌로 돌려 또다시 후굴시켜도 맥박 정지는 볼수없었다. 이 목의 운동과 맥박정지의 관계는 몇번을 측정해도 마찮가지였다.

다음에 맥파의 정지를 개선시키는 목적으로 좌측의 肩井·肩外俞·臑俞·臑會·曲池·孔最·四瀆에 21號(3번)은침을 10mm 내외 자입하고 우의 肩井·臑會·曲池·孔最에 米粒大의 灸 5壯을 행하고 10분 지나서 指端의 맥화를 기록했더니 목의 후굴(伸展)에서는 치료전과 같이 맥파의 정지를 이르켰으나, 우를 향하고 후굴시킨것에서는 때때로 정지하지만 다소의 개선을 나타내였다.

이어서 左頸部의 斜角筋痙直部(經穴에 관계없이)를 목표로 위의 침으로 8개소를 直刺하여 그중 3개소에 米粒大의구 5壯을 행하여 치료후 10분에 맥파를 기록하니까, 목을 후굴해도 맥파는 정지 않하게 되고, 또 우를 향해도 정지는 이러나지 않고, 우를본 자세로 후굴하니까 맥은 정지했다. 또 치료후 20분에 맥파를 잡으면 목을 우로 향한 것으로는 맥은 정지하지 않으나 후굴에서는 정지했다.

이상의 맥파를 보니까 어깨에서 상지의 침구치료에서도 다소혈행의 개선을 이르키나, 사각근부에 직접침구를 행하니까 현저히 혈행의 개선이 보이여, 銷骨下動脈을 압박하고있는 사각근경직의 완화를 입증할수가 있었다. 나는 이러한 증에에 많이 접하지 않었기때문에 실험 예수를 뭉을수 없었으나, 이 증예에 있어서의 현저한 영향으로볼때 침구치료는 근긴장을 완헤하는 작용을 갖임을 상정할수가 있다. 좌골신경통에 있어서 요부의 근긴장이 원인이 되여있는 경우, 여기에 침구치료를 행하며는 같은모양의 기서가 이러나는것이라고 추측할수 있다.

2. 진 통 기 서 의 고 려

동통의 발현과 진통

앞에서도 말한바와 같이 의학의 진보에 따라 좌골신경통의 원질환이 신경根部에 있어서의 여러종류의 압박에 의해 이러난다는것이 차차로 알려지게됐다.

이와같이 신경근부의 압박에 의해 동통이 이러나는것이라면 구심성지 각신경(求心性)의 압박에 의해 아픔을 감수(感受)할것이기때문에 좌골 신경의 말초부인 하지에 아픔을 호소하는것은 환각통이라고 보지않으면 않된다. 그러나 좌골신경통의 아픔을 모두 환각통이라고 한다면, 殿部·下肢에 나타나는 압통을 설명하기가 곤란할것이다. 또 앞서말한것같이 뼈의 형태적변화인 척추활증(척추滑증), 변형성척추증, 추간판헤르니아 등에 의한 좌골신경통은 단시간에 병상에 가역성(可逆性)의 변화를 나

타내지 않을것인데도 불구하고 시간에따라 날에따라 증상에 소장(消長)
이 있는것은 해석에 궁한다. 고로 하지의 동통, 그 자체는 일차적으로는
주요신경의 압박을 중요시하지않으면 않된다 하더라도, 이차적인 가역성
전기가 동통발현에 중요한 의의를 갖는다고 생각하지 않으면 않되리라.

그래서 동통발생기서에 대해서의 가설을 소개해 두고싶다. 도 56A 는
Lewis 의 설(說)로 척추의 조그마한 삐뚜러짐이 있으면 이것을 방위하기
위하여 근, 인대가 긴장하여 경직상태가 되여 동통을 이르킨다. 또 한
쪽으로 근경직은 혈관을 압박하여 혈행을 장해하여 동통을 이르켜 혹은
근경직은 신경의 압박에 의해 동통을 이르킨다. 이와같이하여 조고마한
동통을 이르키면 다시 근경직을 높혀 한층 동통을 증강시키는 악순환이
형성되여, 결국에는 심한 동통으로 발전된다고 생각하는것이다. 도 56B
는 Galli & Schorll 의 설로서, 추간판탈출이 있으면, 신경이 압박당하여
조그마한 동통이 되고, 동통은 근육의 이상긴장을 초래하여 그 결과로
서 증상은 한층 악화하여 다시 추간판탈출을 강하게하는 악순환을 구성
한다. 그때문에 초기에는 경미한 아픔이였더라도 차차 강한 동통이 된

A) Lewis에서　　　　　B) Galli & Schorll에서

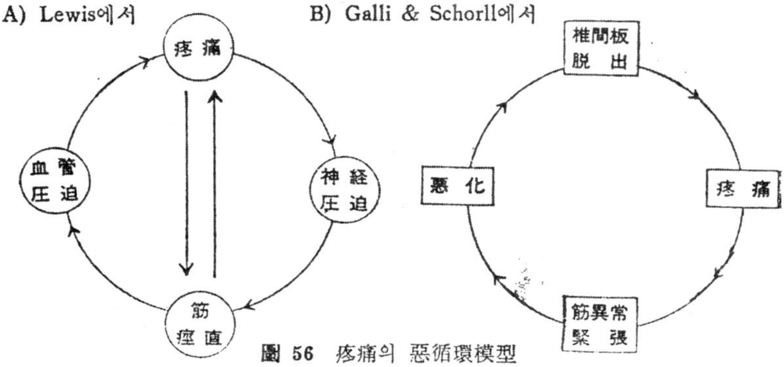

圖 56 疼痛의 惡循環模型

다고 생각하는 것이다.

따라서 이에대한 치료는 이 동통을 증강하는 써—클의 일부를 차단하
는 방법, 예를들면 근긴장을 완해하며, 혹은 혈관을 확창시킨다면 악순
환은 끊어서 양순환으로 전화되여 병상은 감경하게 된다는것이다.

이런 가설은 어떤 원인에 의해 이차적인 기구, 즉 근긴장, 혈관수축 등에 의해 악순환의 병상이 구성되는 과정을 상정한 것으로, 여기에 약물 또는 다른 에너一지를 작용시켜서 증상이 회복하는 기서를 고찰한것이다. 이것은 전연 근거없는 공상에 의한것이 아니라, 혈관확장제 근이완제등에 의해 진통되는 사실에서 생각해 낸것이리라. 이러한 기서가 용인된다고 한다면 신경통이 기상변화에 의해 증상을 증감한다던지, 침구치료에 의해 호전된다던지 하는것은 단연 이러날수 있는 일일것이다.

또한편, 좌골신경통의 성질을 보면, 피부를 찌르는것같은, 불에 태우는것같은, 표제성(表在性)인것은 적고, 대부분은 근육내부가 쑤시는듯한 부위감각의 불확실한 심부통에 속하는 것이다. 이러한 심부통은 어떠한 기전(機轉)에 의해 발생하는 것일까 근육자체는 바늘로 찔러도 또는 칼로 벼여도 거진 무통인것은 우리들 침구료가도, 외과의도, 인정하는 바이다. 그러나 腓腹筋痙攣에서는 격열한 동통이 되는것에 대해 안면근의 間代性痙攣에 있어서는 무통인것을 경험한다. 이러한 强直性痙攣에 심한 아품을 이르키는것은 그 부의 해부학적구조, 즉감각감수장치의 존재와 그것을 자극하는 메카니즘과를 생각하지 않으면않된다.

우선 해부적구조로서 근육내의 동통수용기(受容器)를 보면 毛細管壁에 遊離終末이 존재하는 점이 중요하고, 다시 근육내의 모세혈관망은 감각수용기의 조질한 피부에 분포하여 감각과 관련을 갖고있다. 다음에 이것을 자극하는 메카니즘로서 근육의 수축은 그 국소의 빈혈을 이르켜 乳酸의 발생에 의해 組織液 Ph 의 산성측으로의 이행(移行), 특히 톱이온의 증량은 심한 아품이 된다는것이 실험되어 있으며, (Moore; Singleton, (1933 年), Lewis (1938 年), 또 근수축으로 인한 혈행부전은 히스타민양의 동통물질이 발생된다는것도 관여하고있다고 하겠다.

이 해부적관계와 그 자극의 기구를 합쳐 생각하면, 요추부에 형태적병이 있어, 이것을 방어하기 위한 근긴장이 지속하면 동통은 단연 이러나게 될것이고, 강직성경련이 심한 아품을 수반하며, 간대성경련이 아품을 호소치 않음은 이상의 메카니즘에서 이해될 것이다.

또 혈행 장해에 의한 동통발현의 실예로서 위팔(上腕)을 졸라서, 혈행을 정지시키고, 앞팔이하의 운동을 하면, 강열한 동통을 이르키는 사실, 또 하지의 동맥경화에 의한 혈행장해로 간헐성 跛行症으로서의 동통이 나타나는 사실에서도 이상의 사실이 추측된다.

다시 근긴장은 하지의 혈관을 지배하는 교감신경계를 자극하여 혈관수축에 의한 혈액동태의 장해를 이르켜 그 결과로서 동통을 발현하는것도 생각하지 않을수 없을것이다.

이상에 든 동통발현기서의 대부분은 가설의 범위에 넘지 않으나, 근육의 과긴장 혹은 혈관수축과 밀접한 관계를 갖고있고, 이것들의 이차적인 기능장해에 대하여 보존적료법에 영향을 주건 원질환이 제거되지 않아도 진통효과가 나타나는 것은 예측할수 있는일이다.

실험성적에서 본 진통기구

지금까지 긴 세월을 소비하여 좌골신경통에 대한 치료점 및 수기의 임상시험을 행하여 그 유효성을 연구해 왔으나, 다시 유효성의 배후에 있는 奏效機序의 한측면을 알기 위해 피부온·근육온·용적맥파, 근긴장에 대해 어떤 영향을 끼치는가에 대하여 실험한것은 먼저말한바와 같다. 그 결과 피부온 및 근육온이 상승하는것이 판명되고, 이 온도 상승은 혈관계에 자용하는것으로 생각되어 용적맥파의 영향을 조사한 결과 맥파가 증대하여 혈관의 확장 또는 순환혈량의 증가가 추측됐다. 또한편 근긴장에끼치는 작용을 실험하니까 과긴장을 완해하는 효과가 있는 것이 검증 된것이다.

먼저 진통의 여러설을 드러 고찰한바와같이 좌골신경통에 있어서의 하지의 심부통은 근육의 과긴장 혹은 혈관계축소 내지는 혈행부전이 동통을 증가하는 악순환 구성에 중요한 의의를 갖고있다고 생각한다면, 침구에 의해 근긴장이 완해된 실예 및 동통부의 온도상승과 용적맥파의 증대된 점을 봐서 침구치료는 좌골신경통을 악화시키는 원인인 근긴장과 혈액동태를 개선하기 위해 악순환이 차단되여 증상이 호전된다고 해

석할수 있을것이다. 물론 혈행부전과 근경직의 개선이 針灸奏効機序의
모두는 아니지만 그 일면을 검증한것이라고 생각한다.

그러면 이 실험에 의해 얻은 성적에서 임상상 때때로 접할 기회가 있
는 원질환에 대해 왜 침구치료에 의해 증상이 경감되는가를 고찰해 보자.

추간판헤르니아에 의한 좌골신경통의 치료는 증상이 격심하고 장기간
지속할때에 수술료법을 적용하고, 대부분은 보존적료료법에 마끼는것이
보통이다.

침구치료는 보존적료료법의 일부에 속하는것이므로 안정을 중시해가면
서 치료를 행해가면 척추근 스파즘이 완해돼여, 神經根部의 압박이 감
소되여 혹은 혈행의 촉진에 의해 척수막 주위의 부종 또는 정맥의 노장
(怒張)을 개선하여 동통을 감소한다고 생각된다. 실험임상에 있어서도
추간판헤르니아라고 진단된 신경통이 침구치료를 행하니까 증상의 경감
내지 소실을 경험한다. 황인대비후·척추분리증 척추활증(輕度)등 불안
정한 척주를 보호하기 위한 근, 인대의 과긴장을 제거하는일과 말초부
근육내의 동통에 대해서는 혈액순환을 촉진하여 동통물질을 급속히 실
어 내버리면, 진통이 이러나는것으로 상상된다.

변형성요추증 요추골조송증은 장년기이후의 좌골신경통으로서 많이
볼수있는 병상으로 보존적료료법이외에 처치가없는 질병이다. 침구에 의
해 동통환부의 근긴장과 혈행장해를 제한다면, 부작용이 없는 이상적인
치료가 실시될것이다.

급각도선추는 요선부의 근, 인대에 있어서의 力學的과부담에 의한 근
경직이 단연 생각되는데, 梨壯筋스파즘은 좌골신경간(神經幹)직접의 압
박이 예상되기 때문에 이런것에 침구를 행하여 근경직을 풀어주면 고통
이 소실되는것은 상상이 어렵지않다.

좌골신경로에 있어서의 류마치성병변은 부종에 의한 침박으로 동통을
이르키는 것으로 생각되는데 이것도 침구치료로 혈행의 개선이 이루어
지면, 증상은 경감된다고 하겠다. 그밖에 당뇨병에 병발하는 신경통,

혹은 비타민 B_1 부족에 의한 신경통양동통도 원인료법과 함께 침구를 쓰면 좋은 성적을 나타내는 경우가 있다. 이것들도 혈행개선에 의한 신경말단부의 화학적대사장해를 호전시키는것은 아닐까 상상된다. 이상 말한 奏效의 이유는 추측의 범위를 벗어나지 않치만, 침구의 진통기서는 혈액동태의 개선과 근경직의 완화가 큰 의의를 차지한다고 생각된다.

약물료법에 있어서도 혈관확장제, 또는 근이완제에 의해 동일목적을 달할수 있을것이며, 그 에너—지 강도도 클것이다.

그러나 침구는 약물에 비해 에너—지 강도는 적겠지만, 먼저의 실험에서도 이해되듯이 치료부의 근변에 현저한 영향을 이르키는 점으로 생각하여 환부에 있어서의 에너—지 강도는 약물료법의 그것보다 크고 직접적이라고 할수 있을지 모르겠다. 다시 침구치료로서 강조하지 않으면 않될점은 장기에 응용해도 부작용(악작용)이 나타나지 않는것으로서 약물료법에서 볼수없는 최대의 장점이라 할수 있다.

〔圖 56 이후의 참고〕 容積脈波의 測定

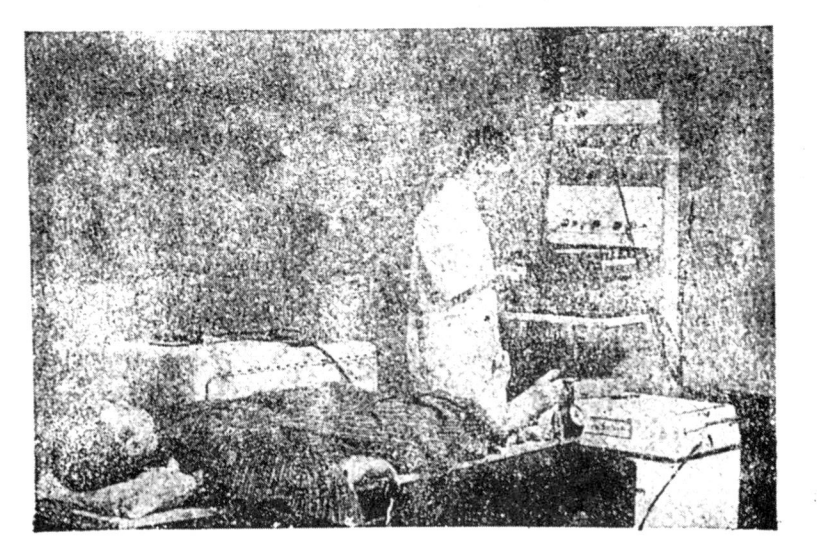

제 12 장 맺 음

침구치료를 자연과학으로서의 위치에 지양하기 위해서는 우선먼저 어떤 병상에 대해 침구치료가 임상적으로 유효한사실을 확인하지 않으면 안된다.

이것이 병상과 치료의 관계를 현상론적으로 실증하는 단계라고 할수 있을것이다. 이 임상적인 유효성을 검증했으며는 다음에는 그 배후에있는 어떠한 구조에 의해 병상의 회복이라고하는 일련의 현상을 낳아가는가하는 실체론적인 문제에 조여들지않으면 안된다. 따라서 취구의 연구는 우선먼저 임상에 있어서의 유효성의 문제에서부터 연구를 개시하지않으면 안되나, 종래 행하여온 대부분의 임상관찰은 임상적, 직관적인 효과에 의해 판단하거나, 혹은 한발 나아가 배후의 매카니즘에 대해 임상사실에 입각하지 않고 탐구하는 노력이 기우려져왔다.

이러한 연구방법으로는 몇개성상을 지내는 과학방법론을 심득한 제3자를 납득시킬 결론은 얻어지지 않을것이고, 또 침구의 치료를 학문적인 단계로 전진시킬수도 없을것이다.

그래서 나는 板倉武박사의 지도에 따라 J.S. 미르가 제창하는 귀납적 추리(一致法・差異法・剩餘法等)을 쓴 비교관찰을 주로하여 초보단계의 임상성적을 일단 장악할수 있었다. 그러나 이 지나간 20여년간의 임상적인 연구의 결과를 뒤돌아볼때 거기에는 방법론에 불충분한 점이 지적된다. 그것은 자연치유・여효・우연오차등의 교란인자를 제어하기 위한 수단이 강구되어 있지 않았다는 것이다. 이 교란인자의 제어로서는 연구대상을 무작위로 시험군과 대조군으로 활당하여 그 성적을 해석해서 결론으로 끌고갈 필요가 있었던 것이다. 그렇지만 이 새로운 실험계획은 옛날 우리나라에 있어서는 실용화의 범위로 발달돼 있지않았기 때문에 내 연구에 있어서는 최근에 행한 수기의 검토에 있어서 일부의 것에 채용했을 뿐이다.

이와같이하여 얻어진 임상시험의 결론은 통계적 평균으로서의 형으로 기재한것으로 이 연구가 이것으로 끝난게 아니고, 더욱 검토하지 않으면 안될 많은 과제가 남아있어서, 그 의미로서는 이 연구는 오히려 단서에 지나지 않는다고 할수밖에 없다.

임상이라는 작업은 개개의 환자에 대해서 가장 알맞는 치료법을 발견해 나가지 않으면 안된다. 개별성을 중시하는 작업이며 이 개별적보증은 임상의학에서의 본질적 요청인 것이다. 그렇다면 이 요청을 충족시키기 위해 어떻게 개체를 층별하여 치료법을 대응시켜 가는가하는 문제가 생긴다. 허나, 복잡한 병상과 개체차의 분포에 의해 예를들어 아무리 精度있게 층별이 행해졌다 하더라도, 결정론적 인완벽성을 기대될만큼 용이치는 않은것이다. 최종적으로는 어떻게해도 일정한 불확실성을 갖은 통계적법칙 밖에는 주어지지 않는것이다.

그래서 통계적인 집단 '측의 형으로 유도된 결론은 현실의 임상으로 되돌아 왔을때 어떤 의미를 갖고있는가에 대해 생각해 보지 않으면 안된다. 본 연구에 있어서는 上肢育・臀壓등은 유효한 치료점이며, 침의 자입심도는 십자가 좋은 수기이며, 기질형은 개선율이 나쁜 병형이라고 결론됐다. 이것을 말할것도 없이 통계적 평균이고, 이것에 의해 환자의 개별성을 무시하자는것을 아니다.

환자를 치료하기 전에 100% 적응하는 층별이 된다면 문제는 없지만, 하나의 개체에 다하여 측정할수 있는 생체특성은 실로 무한대에 가까운 것이라고 예상됨에도 불구하고, 현실로 관찰되는것을 그 한 측면에 불과하다. 따라서 우리들을 임상이라고하는 개별성을 중시하는 치료의 마당에서는 逐次修正이라는 과정에 의해 각각의 개체에 적응시키기 위해 무한한 아프로―치가 필요하다.

逐次修正이란 질병의 경과를 관찰하는 가운데 거기에 행하여진 치료의 正否를 검토하여 필요가 있으면 자세히 修正해가는 감시의 과정을 말한다. 예를들면 좌골신경통환자에게 우선 중자격을 주어 일정기간 관찰하고, 그 결과가 신통치 못할때에는 약자격을 또는 강자격으로 바꿔본다든지 하는것이 그것이다. 이런 경우, 어떤 치료가 개시되어서 얼마마한 기간에 얼마마한 반응이 나타났을때 그 치료를 어떤방향으로 얼마만큼 이동시키면 좋을가하는 逐次修正의 定式化는 아직까지 손대지 않은채 남아있다.

우리들은 유감스럽게도 직관과 시행착오로 말미암아 이러한 逐次過程을 걸어 가지않으면 안된다. 이 통계적인 치료법칙을 추차수정의 과정에 의해 정식화 시키는것은, 심히 복잡하고 곤란한 작업이기는 하지만, 그것은 좌골신경통 뿐만아니라 모든 치료를 가장 효율있게 하기 위해서의 필수의 과제인것이다.

따라서 이 책에서 말해온 결론은 어떤 환자에게도 그 집단법칙이 적응된다는게 아니라 추차과정의 출발로서 효율적으로 가장 우위(優位)의 것을 말한것이라고 생각할것이며, 그것이 이 결론의 옳바른 자리잡음이 된다고 할것이다.

다음에 이책의 최종시험인 총활연구의 성적을 초기의 연구성적과 비교하여 최후에 전체의 연구결과를 요약해서 결론으로 하려한다.

1. 총 활 연 구

침구치료의 임상연구는 치료점과 수기의 연구가 주요한 것이다. 그런 뜻에서 지금까지의 총결산으로 유효성을 알아낸 치료점과 수기를 조합한 치료가 어떠한 성적을 올릴수 있는가의 시험을 행하는것은 중요한 의미를 갖는다고 생각해서, 이것을 총활연구로하여 임상시험을 행했다.

이 총활연구는 좌골신경통 환자 33예를 대상으로 실시 했으나, 성별

로는 남 12예, 여 21예 였으며, 환지는 우 12예, 좌 18에, 양쪽 3에
였고, 병형은 전측형 7예, 후측형 9예, 외측형 3예, 총합형 5예, 기
질형 9예였었다.

이 치료성적을 초보연구 및 주요점연구와 같이 우·량·불변·불량의
4단계로 나누니까, 우 25예, 량 7예, 불변 1에 였다. 이것을 초보연
구 및 주요점연구와 비교하니까 표 60 과같이 총할연구가 약간 뛰어난것
같이 보이지만, 통계적으로 유의를 발견할수는 없다.

또 이 3연구의 치료회수에 대하여 최후까지 성적을 관찰할수 있었던
우의 증예를 비교해 보자. 그 까닭은 그밖의 증예는 환자가 스스로의
의사로 치료를 중지했기때문에 실제의 비교가 안되기 때문이다. 우 증
예의 평균치료회수는 표 61 과 같이 이 치료회수를 통계적으로 해석하면
유의차는 볼수 있었으나, 총할 연구가 가장 짧은 회수로 회복하는 경향

表 60 3研究의 成積比較

硏 究 名	優	良	不變	不良	總 數
初　　步	73(72)	17(17)	10(10)	1(1)	101(100%)
主 要 点	18(64)	5(18)	5(18)	0	28(100%)
總　　括	25(76)	7(21)	1(3)	0	33(100%)

表 61 優症例의 平均治療回數

硏 究 名	例 數	回 數
初　　步	73	17
主 要 点	18	20
總　　括	25	14

이 보였다. 그외 라세--그현상, 압통등의 개선가에 대하여 조사하였던
바 총할연구가 약간 양호하기는 하나, 3연구 사이에는 유의차는 없었
다. 이러한 일을 총할연구에 있어, 단자가 치침으로 변경된것뿐이니까,
당연한 성적이라 할수있을지 모른다. 그러나 초보연구와 주요점연구에
비교하여 총할연구는 경혈수가 극도로 감소되이 있음에도 불구하고, 약

간 좋은 경향의 성적을거둔것을 지금까지 연구된 유효점과 유용한 수기가 좌골신경통의 치료에 적응하고 있다는것을 증명한다고 할것이다.

2. 결   론

최후로 이 연구에 의해 알아낸 결과의 개요를 들어 이책의 결론으로 하련다.

(1) 좌골신경통의 발증은 성별, 환지별로는 차이를 볼수없고, 연령을 40세이후에 다발하며, 봄의 기상불안정기에는 발병이 많았다.

(2) 자발통을 전부·대퇴후부에 나타남이 가장 많고, 이에 이어서 하퇴후부·요부가 많았다. 지각둔마는 약 20%에 볼수있었으나, 足의 小指側에서 하지외측에 많이 나타나며, 足母指側은 전자의 반수이하였다.

(3) 압통점은 많을 순으로 말하자면, 殿壓·殷門·外承筋·上胞肓·外胞肓·飛陽·三里등이며, 압통점이 극도로 적을것을 만성적경과의 증예에 볼수있었다. 라세—그현상은 90%이상 양성이고, 골드푸렘현상을 반수이상에 보이며, 아기레스건반사의 장해는 16%, 척주側灣을 9%씩 줄현했다.

(4) 좌골신경통의 원질환을 X선 그외의 방법으로 증명한것이 94예 였는데 그가운데 변형성척추증과 추간판헤르니아는 뛰어나게 많았다.

(5) 좌골신경통을 발증하는 원인으로서 기상조건은 큰 의의를 갖는다는게 추측되었다. 그 기상배치는 한냉전선의 통과전이나, 또는 저기압의 온역(溫域)에 있어, 천후급변전의 편남풍이 강할때 현저하다는 것이 판명됐다.

(6) 신경통을 동양의학적으로도 통비로서의 개념에 상당하는것이 많고, 맥상은 沈·緊·細·濡·遲등이 많이 나타나며, 六脈(六部定位)는 腎虛·肝虛에 속하는것이 많이 보였다.

(7) 좌골신경통에 대한 치료점을 조사하면 고전에서는 環跳·委中·陽陵泉·崑崙등의 사용도가 높고, 현대의 치료에서는 腎兪·大腸兪·殷門·崑崙·陽陵泉·三里·殿部壓点등의 사용율이 현저했다.

(8) 좌골신경통증후군을 후측·전측·외측·총합·기질의 5병형으로 층별하면 腎兪·大腸兪·上胞肓·殿壓·外胞肓·殷門·外承筋·三里는 공통적으로 유효한 치료점이고, 跗陽·外丘는 외측·총합·기질의 3형에 부가하면 유효한 치료점임이 판명됐다. 이것을 본증후군의 유효점이라 부르고싶다.

(9) 체벽반응으로서의 압통점·피전점을 추구하면, 압통은 유효점과 일치하는것이고율로 볼수있었고, 피전점의 출현은 저율이긴 하나, 유효점과 일치하는 경향이 보였다.

(10) 침의 수기에 대해 검토하였던바, 자극방법으로서는 21호침으로 가벼운 자극을 주는것이 적합하였고, 단자와 치침을 2군에게 무작위 할당으로 연구하니까, 치침의 유효성이 명백하게 입증되었다. 치침시간에 대해서는 10분, 20분, 30분을 검사했던바, 20분이 많이 적응하고, 자입심도에 대해 천자군(淺刺群—약 5mm)와 심자군(深刺群—20mm)로 나누여 동시대조에 의해 비교했더니, 심자군이 뛰여났음이 유의성을 가지고 실〓되었다. 또 격통부의 대책으로서 해부(該部)의 압통점을 구하여 치침하는 방법을 썼더니 이것도 임상적으로 유효한 것임을 알았다.

(11) 구의 수기에 대해 검토했던바, 3壯·5壯·10壯에서는 5壯에 적응하는 증예가 유의성을 갖고 많이 실증되었고 격통부의 대책으로서 해부(該部)에 15~20壯의 多壯灸를 행하는 방법은 유효한 경향이 있다는것을 알았다.

(12) 침단독치료, 구단독치료, 침구병용치료에 의한 3자간의 성적은 유의성이 나타나지 않았다.

(13) 유효점에 유용성이 인정된 수기를 행하고 총활연구를 행하니까,

초기에 행한 초보연구, 주요점연구보다 치료가 간이화 되었음에도 불구하고 총할연구는 치료회수의 단축과 개선율의 향상경향이 보였다.

(14) 좌골신경통을 5종의 병행으로 층별하니까 후측·전측·외측·총합·기질의 각형의 순으로 치료성적이 저하됨을 알았고 예후의 판정으로서 유용함이 판명됐다. 특히 후측·전측의 2종은 경중으로 치료회수가 적으면서 개선율은 높고, 외측·총합·기질의 3형은 중증으로 치료회수를 많이 요하면서 개선율이 낮음이 판명되었으며, 그중에서도 기질형은 가장 중한 병형인 경향이 보였다.

(15) 좌골신경통의 환지에 침구치료를 가하면, 동통부의 부피온·근육온이 상승하며, 그와동시에 용적맥파의 진폭이 증가됨이 실증됐다. 또 근긴장이 침구치료에 의해 완해되는 사실도 증명됐다. 이것들의 영향은 좌골신경통이 침구치료에 의 회복하는 기서의 설명으로서 일면의 역활을 다했다고 생각된다.

◪ 박 종 갑 ◪

대한한방침구정통연구소 이사장(前)

침뜸에 의한 **좌골 신경통 치료비법**   定價 18,000원

2015年 2月 10日 인쇄
2015年 2月 15日 발행
　편　저 : 박　종　갑
　발행인 : 김　현　호
　발행처 : 법문 북스
　공급처 : 법률미디어

1 5 2 - 0 5 0
서울 구로구 구로동 636-62
TEL : 2636-2911∼3, FAX : 2636∼3012
등록 : 1979년 8월 27일 제5-22호
Home : www.lawb.co.kr

❙ISBN 978-89-7535-310-9 93510